この1冊ではじめる

上部消化管内視鏡マニュアル
研修医・初心者のために

編集 赤松 泰次

Resident Manual of
Esophagogastroduodenoscopy

南江堂

■ 編　集

赤松　泰次	あかまつ　たいじ	長野県立病院機構長野県立信州医療センター 内視鏡センター長

■ 執　筆 (執筆順)

赤松　泰次	あかまつ　たいじ	長野県立病院機構長野県立信州医療センター 内視鏡センター長
田代　芳夫	たしろ　よしお	オリンパスメディカルシステムズ株式会社CDS技術開発部
長谷部　修	はせべ　おさむ	北野病院消化器内科 副院長
北岡　修二	きたおか　しゅうじ	国家公務員共済組合連合会枚方公済病院消化器内科 部長
佐藤　俊	さとう　しゅん	公立藤田総合病院消化器科
長南　明道	ちょうなん　あきみち	仙台厚生病院 診療管理者
杉本　弥子	すぎもと　ひろこ	東京医科大学病院内視鏡センター
後藤田卓志	ごとうだ　たくじ	日本大学医学部内科学系消化器肝臓内科学分野 教授
河合　隆	かわい　たかし	東京医科大学消化器内視鏡学 主任教授
岩谷　勇吾	いわや　ゆうご	信州大学大学院医学系研究科内科学第二講座 准教授
橋本　哲	はしもと　さとる	済生会川口総合病院消化器内科 主任部長
竹内　学	たけうち　まなぶ	日本赤十字社長岡赤十字病院消化器内科 部長
稲土　修嗣	いなつち　しゅうじ	富山県健康増進センター内視鏡部
八尾　隆史	やお　たかし	順天堂大学大学院医学研究科人体病理病態学 教授
間部　克裕	まべ　かつひろ	淳風会健康管理センター倉敷 センター長
加藤　元嗣	かとう　もとつぐ	公益財団法人北海道対がん協会 会長
佐藤　公	さとう　ただし	地域医療機能推進機構山梨病院 院長
堀内　朗	ほりうち　あきら	昭和伊南総合病院消化器病センター センター長

序　文

　近年消化器内視鏡の進歩はめざましく，診断だけでなく治療にも広く応用され，消化器疾患の診療において欠かすことのできない大切なツールとなっている．消化器診療を行う医師にとって内視鏡を自由に操れるか否かは，患者やコメディカルの信頼を得る上で重要な「鍵」といえる．

　内視鏡との関わり方は，医師が何を専門とするかによって大きく異なる．消化器内視鏡専門医として大勢の患者の診断や治療を毎日行っている医師もいれば，必ずしも専門ではないが内視鏡診療を行う機会のある医師までさまざまである．

　本書は，研修医やこれから内視鏡を始めようとする医師を対象とした上部消化管内視鏡の入門書である．スコープの基本構造，経口および経鼻内視鏡の挿入法，見落としなく観察するための撮影順序など，内視鏡を行う上で知っておくべき基礎知識や手技のコツをコンパクトにまとめた．また病変を認めた際，内視鏡所見より鑑別診断を進める手順，生検採取のコツ，病理学的見地から見た生検診断の意義とピットフォールなどについて詳細に記述した．スポーツ競技と同様に，内視鏡を自己流で行っていると，ある程度は使いこなせるようになるものの，一定の段階で成長が止まってしまうことが多い．早い段階で内視鏡の基礎知識を身につけ，その上で実践経験を積んだ方が将来伸びる余地が大きい．さらに消化器内視鏡専門医を目指そうとする医師は，内視鏡操作に習熟するだけでなく，症例報告を読んだり，学会や研究会に出席して数多くの症例を「疑似体験」することが大切である．

　内視鏡手技の習得だけでなく，偶発症予防や感染管理といった安全管理にも十分配慮する必要がある．偶発症は内視鏡手技に伴うトラブルと使用する薬剤に伴うトラブルに大別され，特に後者については各薬剤の特性や使用上の注意をよく知っておく必要がある．一方，感染管理については，内視鏡室はヒトの体液や血液が飛び交う病院内でもっとも不潔な場所であるという認識がまず重要である．内視鏡を介した患者間の交差感染だけでなく，医療従事者が患者から感染を受けないように自分自身を守る配慮も必要である．そのためには，不潔なものと清潔なものをしっかり区別すると同時に，内視鏡施行時はゴム手袋，マスク，ガウン，眼鏡といった防具を身につける習慣が大切である．内視鏡検査後の汚れた手袋をつけたまま，電話やパソコンに触れて内視鏡室を汚染したり，消毒後の清潔なスコープに触るといった「不心得」な医療従事者をまれならず見かける．特に内視鏡診療の経験が浅い初心者は，しばしばそのような行動を取りがちである．

　前述した通り，充実した内視鏡研修を受けるためには，単に内視鏡の実践だけでなく，同時に理論を学ぶことが重要である．本書は初学者を対象とした上部消化管内視鏡の手引書として，エキスパートの先生方に執筆をお願いした．内視鏡を始めるにあたって必要な基礎知識や手技のコツが「ぎっしり」と詰まった良書であると自負している．

2013年4月

赤松　泰次

目 次

Ⅰ	上部消化管内視鏡検査の目的と適応 ……………………… 赤松　泰次 …… 1	
Ⅱ	スコープの基本構造と種類 ………………………………… 田代　芳夫 …… 7	
Ⅲ	スコープ挿入の基本とコツ ………………………………………………… 15	
	❶ 経口内視鏡 ………………………………………………… 長谷部　修 …… 16	
	❷ 経鼻内視鏡 ………………………………………………… 北岡　修二 …… 23	
Ⅳ	見落としのない上部消化管内視鏡撮影法（手順・順序） ………………… 31	
	❶ 撮影法の基本 ……………………………………………… 赤松　泰次 …… 32	
	❷ 長野県立信州医療センターでの撮影法 ………………… 赤松　泰次 …… 35	
	❸ 仙台厚生病院での撮影法 ………………… 佐藤　俊・長南　明道 …… 45	
	❹ 東京医科大学消化器内科での撮影法 ……… 杉本　弥子・後藤田卓志 …… 55	
	❺ 経鼻内視鏡での観察 ……………………………………… 河合　隆 …… 64	
Ⅴ	鑑別診断の進め方 ………………………………………………………… 73	
	❶ 咽頭・喉頭の病変 ………………………………………… 岩谷　勇吾 …… 74	
	❷ 食道の病変 ………………………………… 橋本　哲・竹内　学 …… 79	
	❸ 胃の病変 …………………………………………………… 赤松　泰次 …… 89	
	❹ 十二指腸の病変 …………………………………………… 稲土　修嗣 …… 101	
Ⅵ	生検組織診断 ……………………………………………………………… 111	
	❶ 生検採取のコツ …………………………………………… 赤松　泰次 …… 112	
	❷ 臨床医に必要な生検組織診断の知識 …………………… 八尾　隆史 …… 117	
Ⅶ	偶発症とその対策 …………………………… 間部　克裕・加藤　元嗣 …… 125	
Ⅷ	内視鏡室における感染管理の基本知識 …………………… 佐藤　公 …… 133	
Ⅸ	上部消化管内視鏡で用いる薬物の知識 …………………… 堀内　朗 …… 141	

　　　索　引 ……………………………………………………………… 149

I

上部消化管内視鏡検査の目的と適応

上部消化管内視鏡検査の目的と適応

A 上部消化管内視鏡検査の目的

　上部消化管内視鏡検査の目的は，①嚥下障害や上腹部痛などの症状を訴える患者に対して器質的疾患の有無を調べ，**治療方針の決定のために**行う，②集団検診などで胃X線検査にて異常を指摘された患者に対して**精査のために**施行する，③人間ドックなどで**検診のために**行う，④以前に早期胃癌の内視鏡治療を行った患者や粘膜下腫瘍を指摘された患者に対して**経過観察のために**施行する，など多岐にわたる．かつては自覚症状を訴える患者に対してX線検査を先行させることが多かったが，スコープの細径化やセデーションの普及によって，現在では最初から内視鏡検査でスクリーニングすることが一般的である．表1にX線検査と内視鏡検査の比較を示す．**存在診断能においてはX線検査よりも内視鏡検査が優れている**．ただし，量的診断能（病変の範囲や大きさ，癌の深達度など）においてはX線検査のほうが優れる場合がある．

B 上部消化管内視鏡検査の適応と禁忌

　患者の同意が得られれば，前述した目的に対してほとんどの症例が上部消化管内視鏡検査の適応となる．一方，消化管穿孔，イレウス，出血性ショック，開口障害を認める患者に対して，従来上部消化管内視鏡検査は禁忌とされていた．しかし近年，上部消化管穿孔に対して保存的治療を行う症例が増加していることから，穿孔の原因となっている病変の部位や良性・悪性を把握する目的で，送気量を最小限に抑えながら内視鏡検査を行うことがある．また，イレウスに対しても内視鏡補助下にイレウス管を挿入する場合がある．出血性ショック状態の患者に対しては，輸液や輸血を行ってバイタルサインが安定したうえで緊急内視鏡を行うのが原則であるが，輸血を行ってもバイタルサインが不安定で噴出性出血が予想される場合には，内視鏡的止血術の目的で施行せざるを得ないこともある．開口障害のある患者は経鼻内視鏡を行う．

　このように上部消化管内視鏡検査の禁忌はほとんどないが，注意する必要があるのは**頸椎症に対して前方固定を行った患者**である．このような患者に対して上部消化管内視鏡検査を行うと，スコープと固定した腸骨の間に挟まれた頸部食道壁が損傷して穿孔をきたすおそれがある．**頸椎の手術歴のある患者では，検査前に頸椎の側面X線像を撮影して術式を確認しておく必要がある．**

表1　X線検査と内視鏡検査の比較

	X線検査	内視鏡検査
長所	●全体像を把握しやすい ●変形の診断が容易	●凹凸がなくても色調の違いで病変の存在がわかる ●部位による制約が少ない ●生検を行うことができる
短所	●平坦な病変は描出困難 ●部位による制約がある	●全体像の把握が困難

C インフォームド・コンセント（説明と同意）

1 インフォームド・コンセントとは

　近年，あらゆる医療行為に対してインフォームド・コンセントの必要性が重要視されるようになった．これは，患者の基本的人権として，さまざまな医療行為を受け入れるか否かは最終的に患者自身が決めるという「自己決定権」を尊重する考え方である[1]．したがって，少しでも危険性を伴う医療行為については，医師は患者に対してその必要性と危険性についてわかりやすく書面で説明し，同意書を得ておく必要がある．インフォームド・コンセントは，万一医療過誤が発生した場合に免罪符となるわけではないが，医療紛争が起きた場合にそれがないと説明不足と判断され，患者の自己決定権が侵害を受けたと認定される可能性がある[2]．

2 上部消化管内視鏡検査におけるインフォームド・コンセント

　上部消化管内視鏡検査は内視鏡治療と異なり危険性の低い医療行為であるが，インフォームド・コンセントは必要である．長野県立信州医療センター内視鏡センターにおける上部消化管内視鏡検査の説明書（図1）を示す．説明書には，病名（確定ないし疑い），検査の目的，方法，起こりうる偶発症などを記載し，偶発症の頻度や偶発症が起きた場合の対処方法についても説明を加える．上部消化管内視鏡検査においては，前投薬（lidocaineによるアナフィラキシーショックや中毒，抗コリン薬，セデーションに用いる薬剤による呼吸抑制）や手技に伴う偶発症（出血，穿孔）の説明が必須である．ひととおり説明を行った後，同意書に署名をしてもらう．

文　献

1) 古川俊治：医療過誤訴訟の実態とリスクマネジメント．内視鏡診療の安全管理．赤松泰次（編），羊土社，東京，pp142-153, 2011
2) 赤松泰次ほか：内視鏡検査・治療の適応と禁忌．インフォームド・コンセント．消化器内視鏡ハンドブック，日本消化器内視鏡学会卒後教育委員会（編），日本メディカルセンター，東京，pp33-38, 2012

I 上部消化管内視鏡検査の目的と適応

上部消化管内視鏡検査
説明書

　　○○○○○　　殿

1. 病　名
　　_____

2. 本検査の目的
　　内視鏡を使って食道、胃、十二指腸を観察し、腫瘍や潰瘍などの病変があるかどうかを検査します。

3. 方　法
　①検査の前日
　　　検査の前日は夕食を早めに食べ、21時以降は固形物を摂らないでください。水分やくすりは就寝時まで摂っても結構です。
　②検査の当日
　　1）検査の当日は朝食を食べずに来院してください。水や白湯は飲んでも構いませんが（ただし、ピロリ菌の検査を行う場合には水や白湯も摂らないでください）、くすりは原則的に内視鏡検査が終了した後で服用してください。
　　2）静脈麻酔（眠りぐすり）を希望する場合は帰りに車の運転ができませんので、他の交通手段で来院していただくか、または運転のできる家族の方といっしょに来てください。
　③検査の手順
　　1）のどの麻酔
　　　　キシロカインという麻酔薬を使いますが、まれにこのくすりにアレルギーを起こす方がいます。以前に内視鏡検査や歯の治療の際の麻酔で具合が悪くなったことがあれば、お申し出ください。
　　2）注　射
　　　　通常、検査をしやすくするために胃の動きを止めるくすり（抗コリン薬）を注射します。しかし、緑内障（眼圧が上がって目が痛くなる病気）、前立腺肥大、虚血性心疾患（狭心症や心筋梗塞）のある方は症状を悪化させる恐れがありますので使用しません。以上のような病気にかかっている方はお申し出ください。
　　　　また患者さんの希望により、静脈麻酔を注射する場合があります（上記参照）。
　　3）内視鏡の挿入・観察
　　　　内視鏡を口から挿入して、食道、胃、十二指腸の粘膜を観察します。検査中は消化管内に空気を入れて観察しますので、腹部の張る感じがあります。ゲップはなるべく我慢してください。
　　4）生検組織検査
　　　　病変が発見された場合、必要に応じて病変の一部を採取して病理検査（生検）を行うことがあります。脳梗塞の予防や心臓疾患のために抗血栓療法（血液をサラサラにするようなバイアスピリン、パナルジン、ワーファリンなど）を受けている場合は生検によって大量出血する恐れがありますので、お申し出く

図1　「上部消化管内視鏡検査」説明書

ださい。数日前より中止していただくことがありますが、中止している間に血栓症が起きる可能性もありますので、中止の良し悪しを担当医とよく相談してください。

4. 偶発症
　日本消化器内視鏡学会の全国調査によれば、上部消化管内視鏡検査に伴う偶発症は8,263,813件中997件（0.012％）と報告されています（一部内視鏡治療の偶発症も含む）。そのうち死亡事故は、内視鏡治療を除くと約50万件に1件といわれています。

　①出　血
　　　診断の目的で行った生検や、内視鏡検査中に生じた粘膜の裂傷によって出血が起きることがあります。通常はすぐに自然止血しますが、出血が止まりにくい場合には内視鏡的止血術（クリップによる出血部位の結紮や止血薬の局所注射）を行います。また、検査が終了した後で数時間経ってから出血することがありますので、帰宅後に黒い便（コールタールのような便）や吐血があった場合にはすぐに病院へ連絡してください。状況によっては再度来院していただき、内視鏡的止血術を行う必要があります。

　②穿　孔
　　　内視鏡を挿入する際にのどを損傷したり、検査中に消化管壁に深い裂傷が起きて穿孔する（消化管の壁に穴があく）ことがあります。多くの場合には絶食と抗生物質の点滴で改善（穴がふさがる）しますが、その間は入院（約1週間）が必要です。まれに消化管の外へ炎症が広がることがあり、外科手術が必要になる場合があります。

　③前投薬による副作用
　　1）咽頭麻酔（キシロカイン）
　　　　咽頭麻酔に用いるキシロカインによってショック症状（血圧低下、呼吸困難、意識消失など）がまれに生じることがあります。万一、このような症状が発生した場合には、ただちに適切な加療を行います
　　2）抗コリン薬
　　　　緑内障の発作を誘発したり、前立腺肥大の方では尿閉（尿がでなくなる）をきたすことがあります。また狭心症や心筋梗塞の既往のある方は心臓発作を起こす可能性があります。このような病気のある方は、注射をせずに内視鏡検査を行うか、またはグルカゴンという薬を使用します。
　　3）静脈麻酔薬
　　　　静脈麻酔によって呼吸が抑制あるいは停止する場合があります。したがって、静脈麻酔を使用する場合には、血中酸素飽和度や脈拍をモニターしながら内視鏡検査を受けていただきます。呼吸抑制が強い場合には、内視鏡検査の途中であっても拮抗薬（麻酔薬の効果を低下させるくすり）と投与したり、検査を中断して適切な加療を行う場合があります。
　　　　前述したとおり、検査を受けた当日は静脈麻酔の影響が残り、居眠り運転をしたり注意が散漫になりますので車の運転はしないでください。

上記のとおり説明いたしました。

　　　　　　　　　　　　　　　　　　　　　　　　長野県立信州医療センター
　　　　　　　　　　　　　　　　　　　　　　　　説明医師　　○○○○○

　この説明文書を再度ご確認いただき、ご不明な点がありましたら、遠慮なく医師または看護師にお尋ねください。

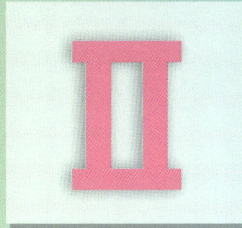

スコープの基本構造と種類

A ビデオスコープの原理と構造

1 ビデオスコープとは

　ビデオスコープとは，先端部に内蔵した撮像素子によって観察対象の像を電気信号に変えて伝送し，それをTV画面に表示して観察する内視鏡である（図1）．電子スコープや電子内視鏡と呼ばれる場合もある．

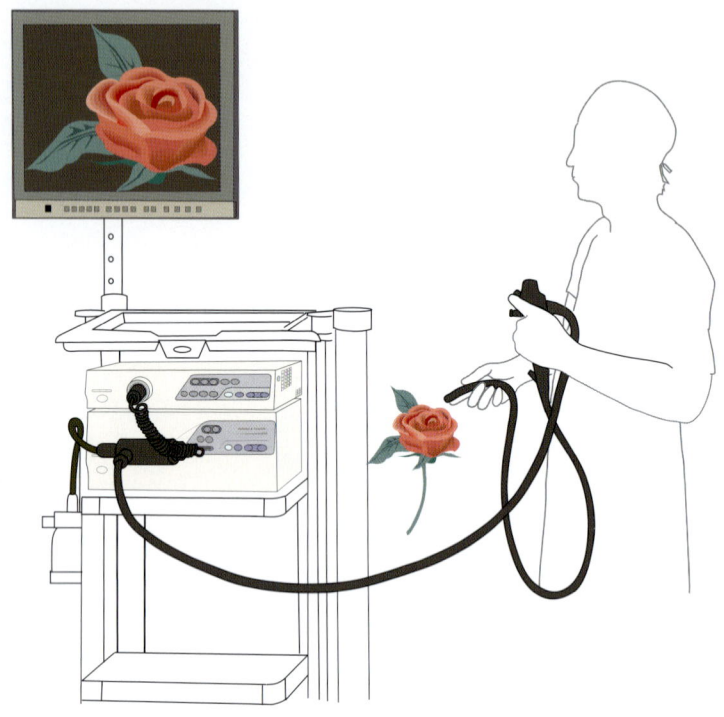

図1　ビデオスコープの概要

2 ビデオスコープシステムの構成

　ビデオスコープそのものだけでは画像をみることはできず，次の各装置が必要となる（図2）．

a ビデオプロセッサ装置

　ビデオスコープの撮像素子から送られてくる電気信号（像の情報）を映像信号に変換する装置である．スコープだけでなく，光源装置やTVモニタ装置，記録装置など各種の機器が接続される．ビデオプロセッサ装置の主な役割を以下に示す．
　① 撮像素子から送られてきた電気信号から画像をつくる．
　② 撮像素子や光源装置と通信して，観察時の明るさを制御する．
　③ 観察画像の輪郭や色合いを強調するなど，さまざまな画像処理を行う．

b 光源装置

　体腔内を照らす照明光を作り出す装置である．光源装置の役割を以下に示す．

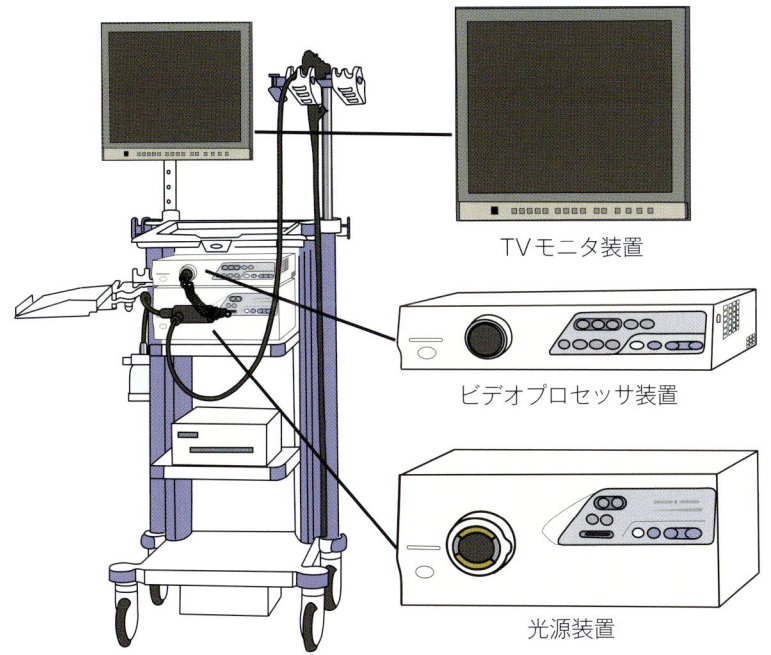

図2 ビデオスコープシステムの構成

① スコープに照明光を供給する．
　光源装置内部の照明ランプから発せられた光は，スコープに内蔵された照明用ファイバーバンドル（ガラス繊維の束）によって先端部の照明レンズへと伝えられ，体腔内を照らす．
② スコープに空気を供給する．
　光源装置は送気用のポンプを備えている．光源装置からスコープ内部の管路へと供給された空気は，体腔内を膨らませる送気と，スコープの対物レンズを洗浄する送水の原動力となる．

c TVモニタ装置

ビデオプロセッサ装置から送られてくる映像信号を受け取り，それを画像として表示する装置である．

3 ビデオスコープの構造

a 各部の名称

基本的なビデオスコープの各部名称とその機能を以下に示す（図3）．
① **湾曲部**：アングルノブを操作することにより，所望の方向に曲がる．
② **ライトガイド**：光源装置と接続し，光源装置からの照明光をスコープ内へと取り入れる．
③ **送気管**：光源装置と接続し，光源装置からの送気をスコープ内へと取り入れる．
④ **電気コネクタ**：ビデオプロセッサ装置につながる通信ケーブルを接続する．
⑤ **吸引口金**：吸引ポンプにつながる吸引チューブを接続する．
⑥ **UDアングルノブ**：回すことにより，湾曲部が上下方向に曲がる．
⑦ **RLアングルノブ**：回すことにより，湾曲部が左右方向に曲がる．

II スコープの基本構造と種類

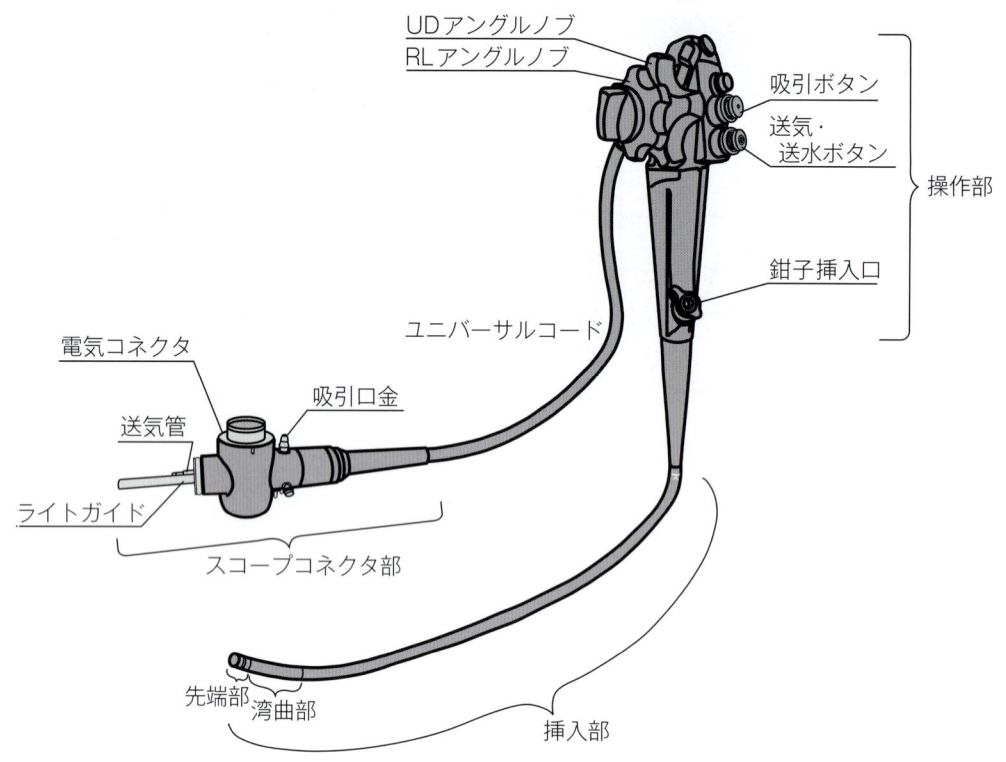

図3 ビデオスコープの各部

⑧ **吸引ボタン**：吸引操作を行う．
⑨ **送気・送水ボタン**：送気と送水の操作を行う．
⑩ **鉗子挿入口**：処置具を挿入する入口である．

b 先端部の構造

一般的なビデオスコープの先端部構造を示す（図4）．

① **TVカメラ**：撮像素子と電装部品を内蔵し，そのケーブルは挿入部から操作部，ユニバーサルコードを経由して，電気コネクタへとつながる．
② **照明用ファイバーバンドル**：スコープコネクタ部からスコープ先端部へとつながり，光源装置から供給された照明光を照明レンズへと伝達する．
③ **送気・送水チャンネル**：スコープ先端のノズルに水や空気を導く管である．水は対物レンズに付着した汚れを洗い落とすため，空気は観察時に胃などを膨らますために用いる．
④ **鉗子チャンネル**：処置具をスコープの先端へと導く管である．また吸引のための管でもあり，先端部の鉗子出口から体腔内の血液などを吸引する．

c 湾曲の機構

湾曲部は多数のリング状部品を連結して構成されており，その内部にはワイヤが通っている．このワイヤは操作部のアングル機構へとつながり，アングルノブを回すとワイヤが進退して湾曲部を曲げる力が伝わる（図5）．

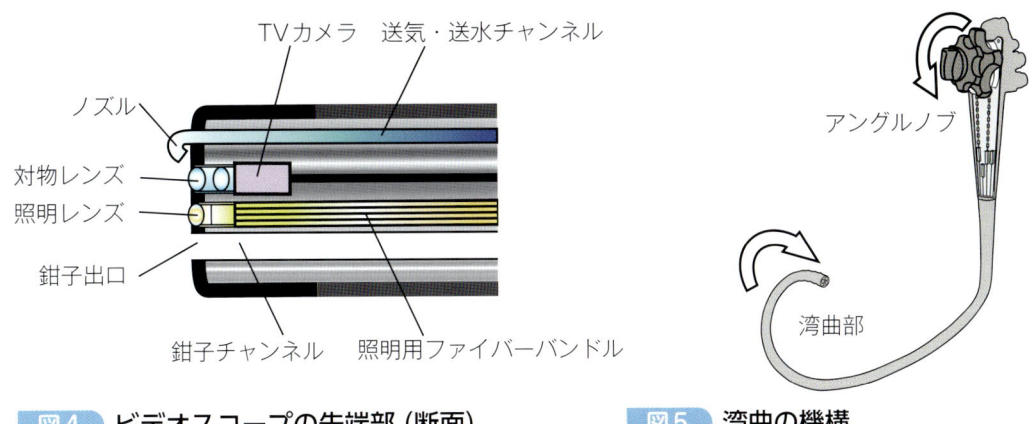

図4　ビデオスコープの先端部（断面）

図5　湾曲の機構

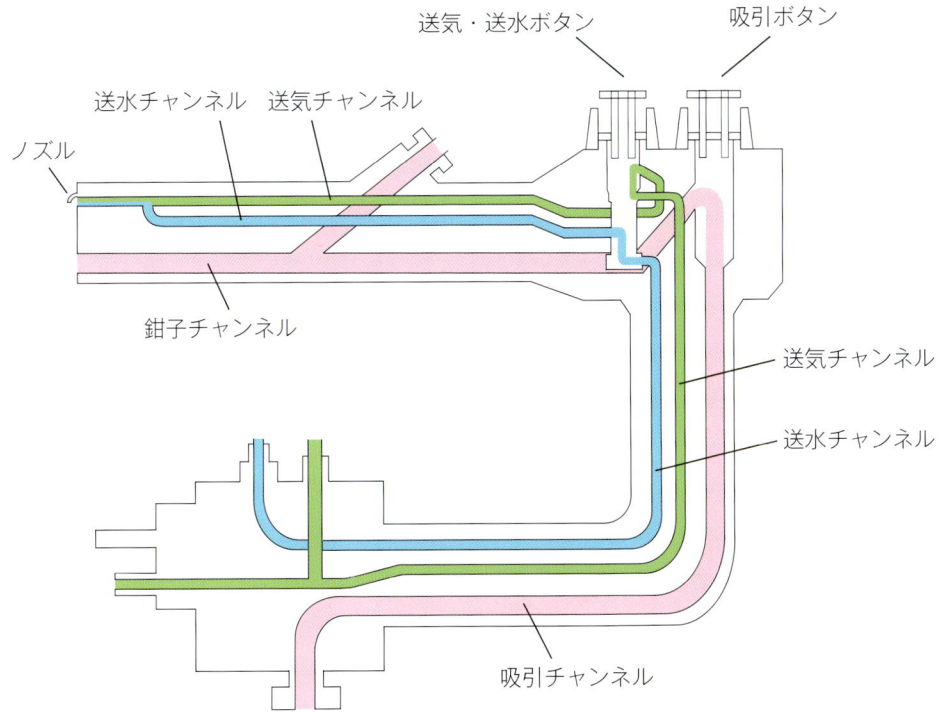

図6　スコープの各チャンネル

d スコープの内部管路

　スコープの内部には各種のチャンネル（管路）が通っている（図6）．基本的なスコープのチャンネルの構成は以下のとおりであるが，前方送水や鉗子起上といった特殊機能をもつスコープでは，それら機能に応じた多様なチャンネルが併せて装備されている．

① **鉗子チャンネル**：処置具を挿通する管である．また吸引のときに使われる管でもあり，操作部内で吸引チャンネルとつながる．

② **吸引チャンネル**：吸引の管路であり，スコープコネクタ部の吸引口金へとつながる．吸引ボタンの操作により吸引が行われる．

③ **送気・送水チャンネル**：それぞれ空気と水の管路である．挿入部内で合流して1本の管

となり，スコープ先端のノズルへとつながる．送気・送水ボタンの操作により，送気や送水が行われる．

B スコープの種類

1 上部消化管スコープ

主に食道から胃，十二指腸下行部までの検査や治療に用いられるスコープである．広範囲の消化管を対象とするため，各観察部位に対応した視野方向をもつスコープがある．

a 前方視型スコープ

対物レンズや照明レンズといった光学部品が，先端部の正面にあるスコープである（図7）．管腔を進む，広範囲をみるなどに適し，最も汎用性のあるタイプである．

b 側視型スコープ

前述の光学部品が先端部の側面にあり，胃壁面の観察に優れるスコープである（図8）．

c 斜視型スコープ

光学部品が斜め上方を向いているスコープである（図9）．壁面の観察が比較的容易であり，また管腔を進む場合にも正面がみやすい．

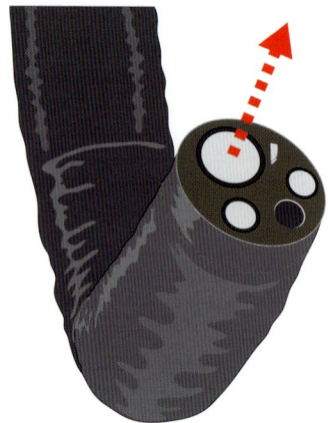

図7 前方視

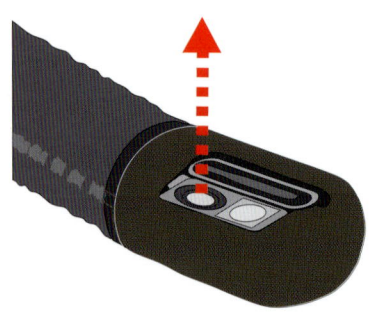

図8 側視

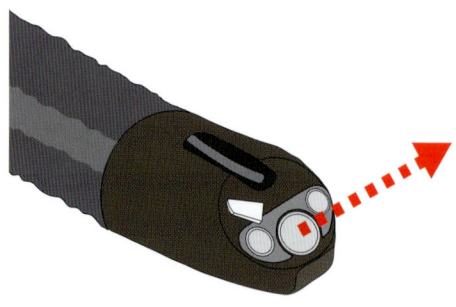

図9 斜視

2 十二指腸スコープ

　十二指腸の側壁に開口している十二指腸乳頭部の観察や，乳頭開口部からのアプローチによる胆管や膵管の診断・治療に用いられるスコープである．壁面に位置する乳頭部を観察するために，光学系が先端部の側面にある（図10）．しかし，実際の視野方向は側視ではなく，少し後ろをみている後方斜視となっている（図11）．

　壁面の乳頭開口部に処置具を誘導するために，スコープ先端部の鉗子出口部分に鉗子起上装置を装備している（図12）．操作部のレバーを操作することで鉗子起上装置を上下させて処置具の方向をコントロールする．

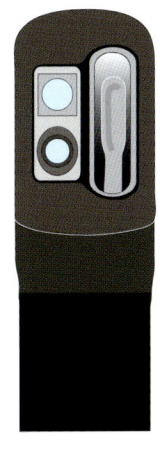

図10　十二指腸スコープ先端部

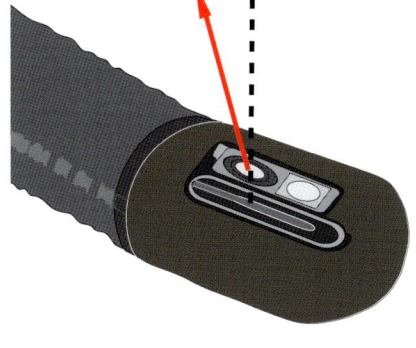

図11　十二指腸スコープの視野方向

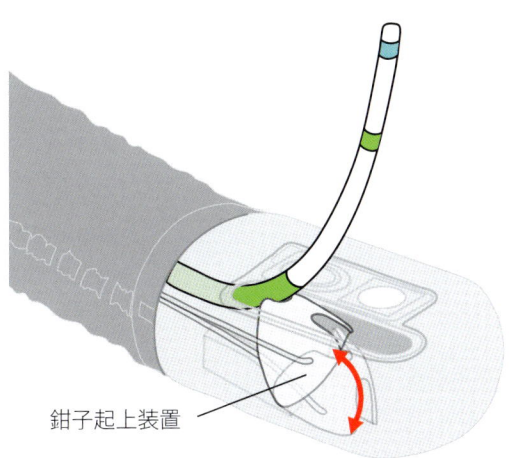

鉗子起上装置

図12　鉗子起上装置

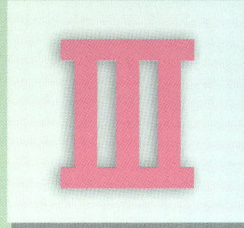

スコープ挿入の基本とコツ

経口内視鏡

A 前処置[1]

　検査15分前に胃内の消泡と胃粘膜の付着粘液除去を目的に, dimethicone (ガスコンドロップ) 2 mL, 粘液溶解薬 pronase 2万単位 (プロナーゼMS 1包), 重曹1 gを水150 mLに希釈して服用させる.

　検査5分前に胃運動抑制と唾液分泌抑制を目的に, 鎮痙薬を注射する. 鎮痙薬は抗コリン薬 scopolamine butylbromide (ブスコパン) 20 mgを筋注するが, 抗コリン薬が使用できない心疾患・緑内障・前立腺肥大がある患者は, glucagon 1 mgを筋注する. 抗コリン薬・glucagonとも使用できない患者は, 鎮痙薬なしで施行するか, 蠕動が強い場合はミントオイル (ℓ-menthol：ミンクリア) を前庭部に噴霧する.

　検査3～5分前に咽頭麻酔を行う. 咽頭麻酔はlidocaine (キシロカイン) スプレー (lidocaine 8 mg/1回噴霧) を1回4噴霧, 1分間隔で2回施行し, 飲み込んでもらう.

　受診者の不安や咽頭反射がある場合には, コンシャスセデーションとしてmidazolam (ドルミカム) 3 mgを静注する (年齢・体格により適宜増減). 検査終了後, 覚醒不十分な患者には, 拮抗薬flumazenil (アネキセート) 0.5 mgをゆっくり静注するが, midazolam 3 mg程度の場合, 約1時間安静にすることで拮抗薬を使用せずに覚醒することが多い.

B スコープの持ち方と患者の体位

　スコープの左手の握り方には two finger 法と one finger 法がある[2]. two finger 法は, 左示指で吸引ボタン, 左中指で送気・送水ボタンを操作する (図1a). one finger 法は, 左示指1本で吸引ボタンと送気・送水ボタンを操作する (図1b). 筆者はone finger法で指導を受けたが, 最近はtwo finger法で施行する内視鏡医が多い. one finger法は, 左手をしっかり把持でき, 過送気を防止できるメリットがある[2]. 一方, two finger法は吸引と送気を同時に行うことができ, 吸引により, 粘膜がスコープ先端に密着し視野が赤くなる"赤玉"を防止できるメリットがある.

　患者の体位は左側臥位で両膝を軽く曲げ, 右手は右殿部に, 左手は軽く右胸にあてるか身体の前に伸ばしておく[3] (図2). 枕の高さはできるだけ頭の位置と水平になるように調節する. 顔は猿のように軽く前に出し, 顎を軽く上げ, 視線は前方やや上方をみるように指示する.

　内視鏡挿入前に体外でスコープの挿入方向をイメージする[3] (図3). 初心者はモニタ画面に気をとられ, 受診者の顔がのけぞったり, 顎が引きすぎたりしている状態に気づかず, 複雑なアングルやひねりで挿入している光景も見受けられる. モニタ画面と同時に受診者の顔も

1. 経口内視鏡   17

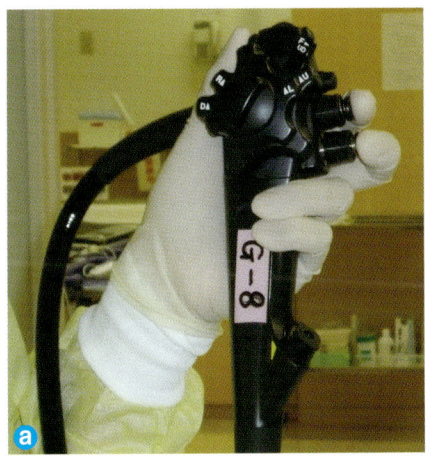
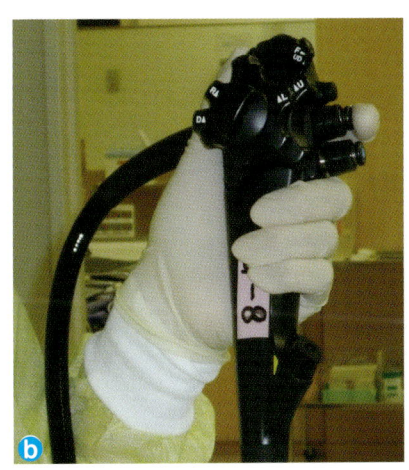

図1　スコープの左手の握り方
a：two finger法　b：one finger法

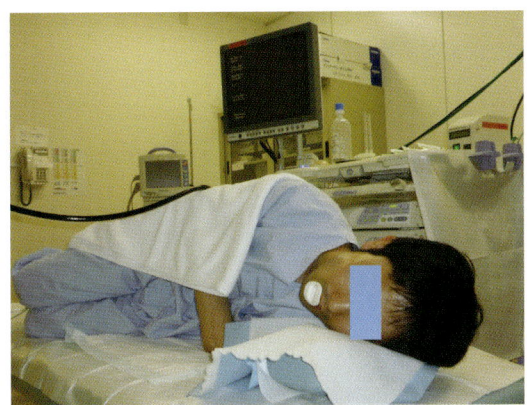

図2　患者の体位

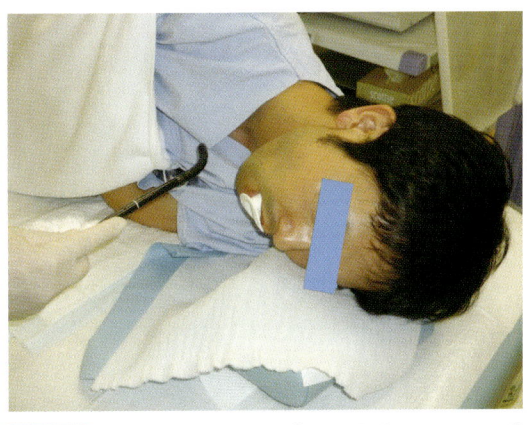

図3　体外でのスコープ挿入方向のイメージ

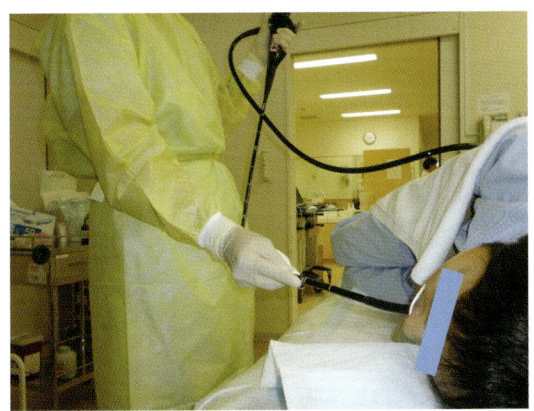

図4　スコープの右手の握り方

　横目でみることができるぐらいの余裕をもって挿入することが望ましい．**右手はキシロカインゼリーを塗布したガーゼの上からシェイクハンドで保持する**（図4）．
　挿入開始から食道入口部を越えるまでは，右手の位置を持ち替えずに進めるため，**先端より20cmの部位を持つ**（図4）．スコープに時計回転・反時計回転のトルクを加えるためには，

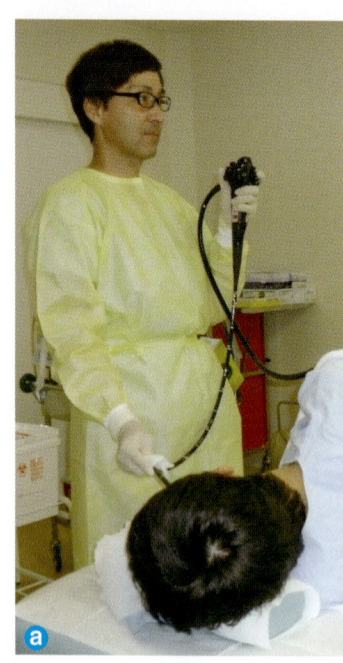
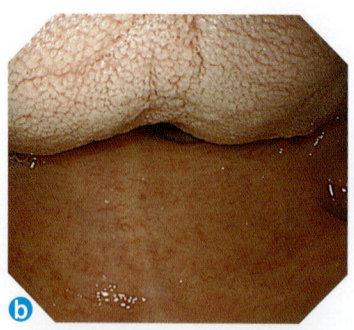
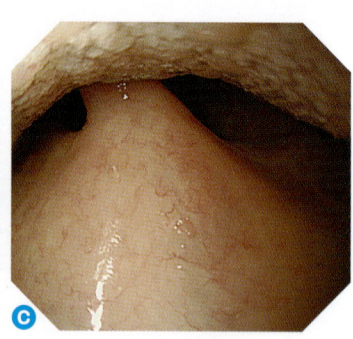
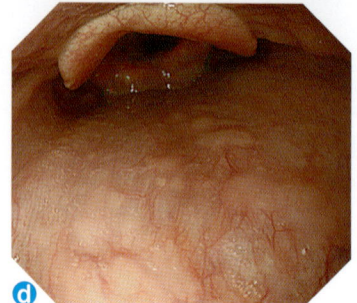

図5 口腔内から中咽頭の通過
a：左手は体正面に置く
b：口腔内
c：舌と口蓋垂
d：喉頭蓋と中咽頭

　右手はシェイクハンドで母指と示指を用い，ガーゼの上から操作することが不可欠である（図4）．

C 咽頭および食道入口部の通過

　左手は胸の高さで体正面に置き（図5a），挿入を開始する（左手は右手と同じ高さで身体の左斜め前に置いてもよい）．口腔内に入ったら口蓋放線に沿って（図5b）アップアングルをかけながら進めると左に傾いた口蓋垂がみえる（図5c）．口蓋垂の横を通過すると喉頭蓋と中咽頭がみえてくる（図5d）．口蓋垂の通過は左側からでも右側からでもよいが，筆者は間隙が広い右側から挿入している．**なお，喉頭蓋にスコープが触れると反射を誘発するため，接触しないように注意する**．
　次にアップアングルを解除しながら，咽頭後壁に沿って（図6b）正中やや左側の左梨状陥凹方向へスコープを進める（図6c）．その際，左手をやや左側下方に下げると（図6a）左梨状陥凹方向に進みやすい．左梨状陥凹の右側が食道入口部である（図6d）．
　次が一番肝心なところであり，患者が一番苦しいところである．左側下方に下げた左手を正面に戻しながらやや上方に拳上し[4]（図7a），右手に少し時計回転のトルクをかけながらスコープを進める[3]．食道入口部は，正中やや左側から（図7b）正中方向へ（図7c），さらに頸椎湾曲に沿ってやや後方へ走行する（図7d）．この一連の左手と右手の動きは食道走行に沿った挿入をするための操作である．しかし実際は食道入口部の走行はあまり意識せず，ほぼ正中に進めていくことで挿入される症例も多い[4]．なお食道入口部の通過に際しては通常嚥下運動は不要であるが，**通過困難で嚥下運動をさせる場合，嚥下運動から一瞬遅れたタイミングでスコープを挿入する**．
　食道入口部と左梨状陥凹との間には約1/3の症例でブリッジ状のヒダを認める[3]．ヒダは軽度なもの（図8a）から明瞭なもの（図8b）までさまざまである．大切なことはヒダの右側

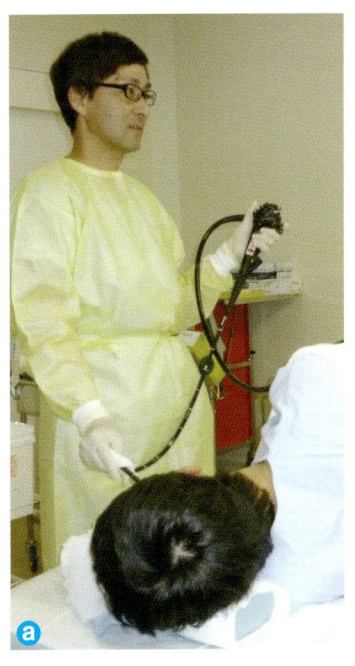
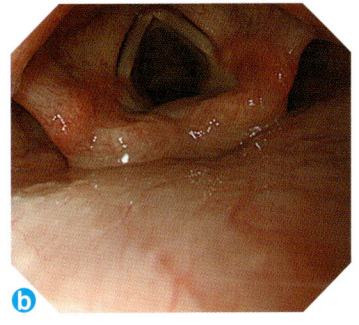
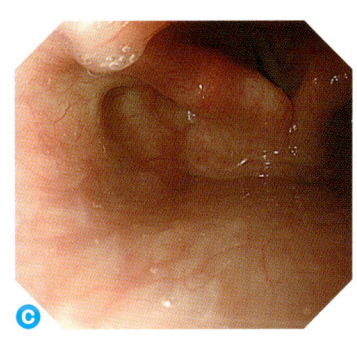
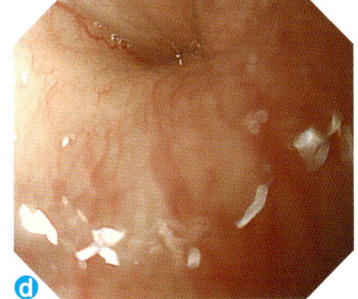

図6 下咽頭〜食道入口部
a：左手を少し下げる
b：下咽頭後壁と喉頭
c：左梨状陥凹方向へ進める
d：食道入口部

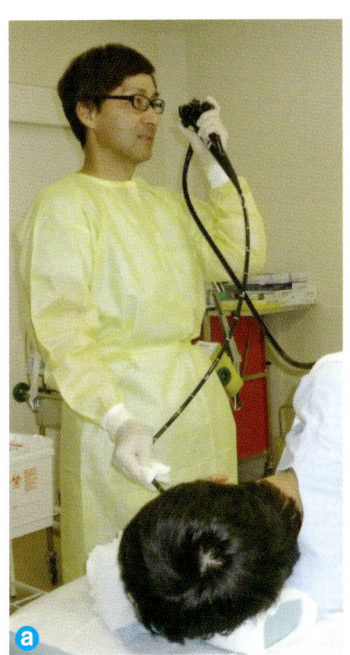
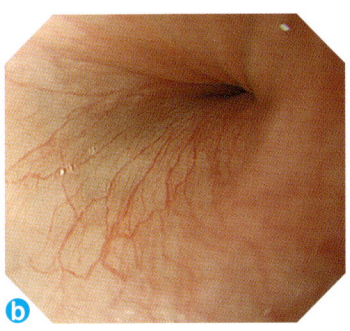
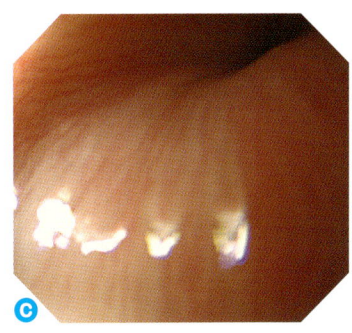
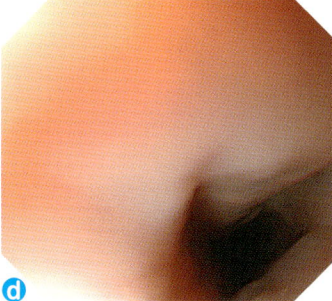

図7 食道入口部の通過
a：左手をやや挙上する
b：食道入口部の走行（正中やや左側から）
c：食道入口部の走行（正中）
d：食道入口部の走行（後方へ）

へスコープを進めることであり，左側へ進めると梨状窩穿孔をきたすので注意しなければならない．

D 咽頭観察のコツ

咽頭の観察は唾液貯留が少ない挿入時に行うことが基本である[5]．挿入時に唾液（図9a）や痰（図9b）の貯留がみられた場合は，面倒がらず吸引することが大切である．唾液や痰が

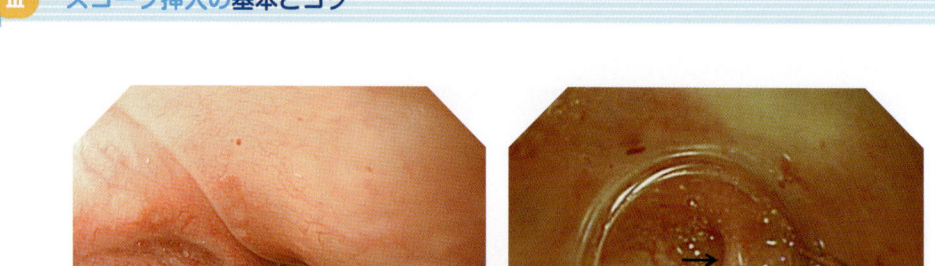

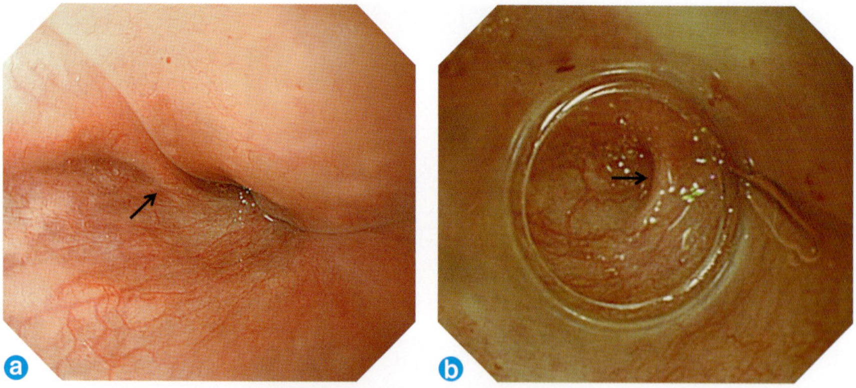

図8 食道入口部と左梨状陥凹の間のブリッジ状のヒダ
a：軽度なもの（矢印）　b：明瞭なもの（矢印）

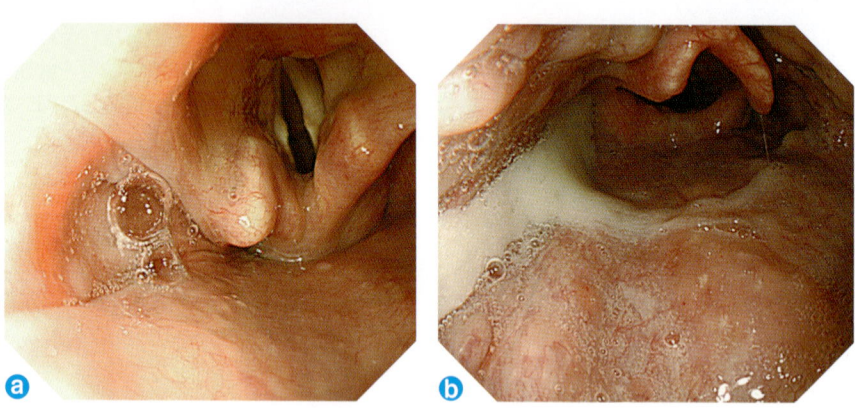

図9 咽頭の貯留物
a：唾液　b：痰

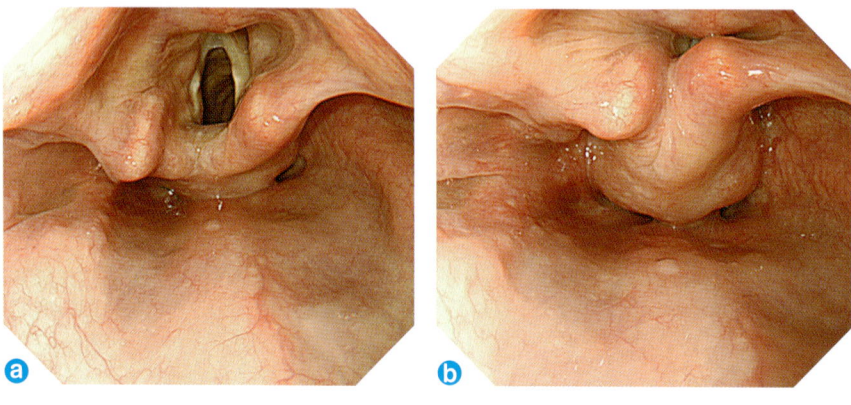

図10 下咽頭の観察
a：通常　b：Valsalva法

　貯留した状態では咽頭の観察ができないだけでなく，そのまま検査を進めると誤嚥による咳嗽反射をきたすことがある．特に抗コリン薬を使用できない患者では，検査中に唾液分泌が多くなるので挿入時の吸引を心がけたい．
　通常声帯は開いた状態で観察されるが（図10a），息止めをさせる（Valsalva法）と下咽頭

の観察が容易となる[5]（図10b）．咽頭反射が強い患者では，挿入時の観察が困難なため抜去時に行うなど柔軟に対応する．

E 挿入困難例に対する工夫

　短頸・肥満・緊張が強い患者では，舌と軟口蓋が接触した状態になりやすく（図11a），咽頭腔が狭いため挿入しにくい．その際は患者に口から吸気をさせると咽頭腔が開くため挿入しやすくなる[5]（図11b）．吸気がうまくできない患者では，舌の湾曲に沿ってアップアングルをかけながら少しずつ進める．筆者は後者の方法を利用することが多い．

　高齢になると頸椎変形による中下咽頭後壁の圧排を認め[6]，咽頭腔が狭くなるためスコープ挿入が困難になることが多い．圧排部位は正中の場合（図12a），左右どちらかの場合などさまざまである．食道入口部の通過は左梨状陥凹から正中方向へ挿入するのが基本であるが，左側に圧排を認める場合は（図12b），正中まっすぐないし右梨状陥凹から正中に入るほうが挿入はスムーズである．

　頸椎椎間板前方ヘルニア（図13a）や前縦靱帯骨化症がある患者では，咽頭腔が極度に狭く

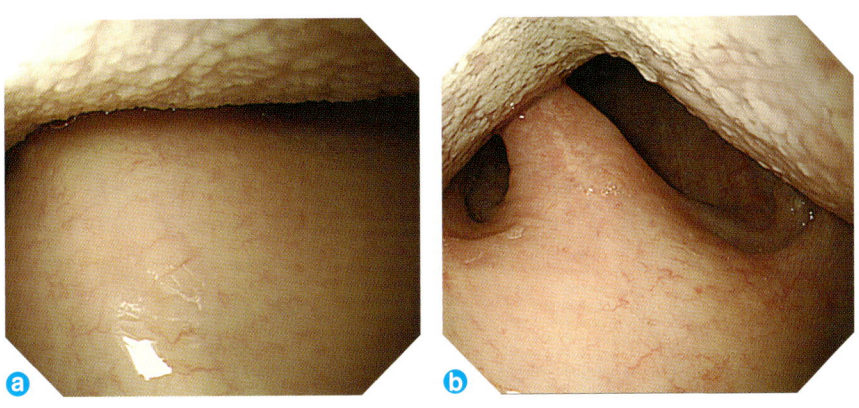

図11　挿入困難例（舌と軟口蓋の接触）
a：短頸・肥満・緊張が強い患者でよくみられる　b：吸気をさせると咽頭腔が開く

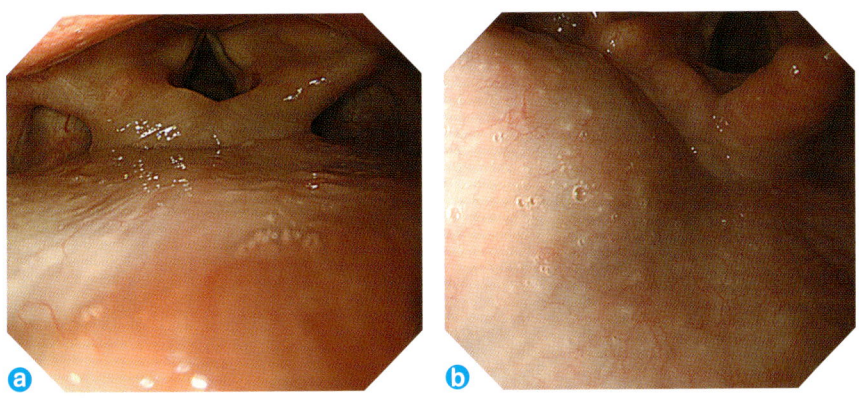

図12　挿入困難例（頸椎変形による中下咽頭後壁の圧排）
a：正中からの軽度の圧排　b：左側からの高度の圧排

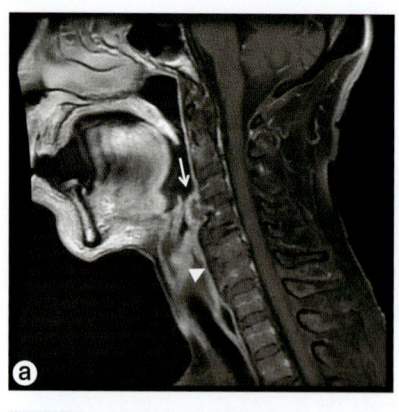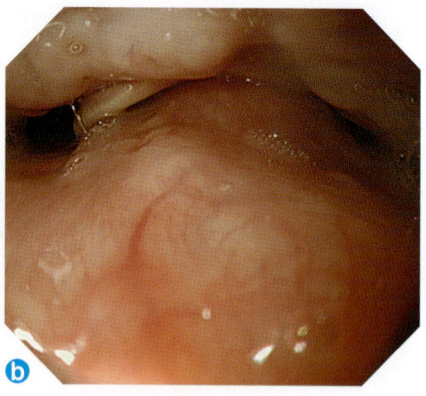

図13 頸椎椎間板前方ヘルニアによる中下咽頭後壁の圧排
a：MRIではC3/4の椎間板前方ヘルニア（矢印）とC4, 5, 6の前縦靱帯骨化症（矢頭）を認める
b：喉頭蓋に接する高度の圧排

なることがある（図13b）．この際はセデーションを行うか，細径スコープを使用したほうが挿入は容易で患者の苦痛も少ない．

F 検査終了後の対応

　内視鏡検査に伴う主な偶発症は出血と穿孔である．**スコープ抜去時に食道胃接合部付近に嘔吐反射による出血や裂創がないか，咽頭部に出血や損傷がないか確認することが重要である**．またスコープ挿入が困難であった患者では，検査後に咽頭痛がないか，触診で頸部皮下気腫がないかを確認する．心配な患者では帰宅後に咽頭痛・発熱・吐血を生じた場合，必ず連絡するように伝えておく必要がある．

文　献

1) 伊藤　透ほか：上部消化管内視鏡の前投薬使用時の注意点．消内視鏡 **19**：1212-1217, 2007
2) 高木　篤：腸にやさしい大腸内視鏡挿入法．医学書院，東京，pp52-53, 2005
3) 長谷部修ほか：スコープ挿入（咽頭通過）の基本とコツ—前方視鏡，側視鏡，斜視鏡．消内視鏡 **17**：1501-1504, 2005
4) 佐藤　公：苦痛の少ない上部消化管内視鏡挿入法と工夫．消内視鏡 **23**：52-55, 2011
5) 田中雅樹ほか：咽頭・喉頭・食道の観察．消内視鏡 **18**：626-631, 2006
6) 岩谷勇吾ほか：上部消化管内視鏡検査が発見契機となった嚥下障害を伴う頸椎前縦靱帯骨化症の1例．Gastroenterol Endosc **52**：1677-1683, 2010

2 経鼻内視鏡

　近年急速に普及している経鼻内視鏡検査は，受診者の受容性が高いとされているものの，適切な前処置を行い，的確な操作を心がけなければ，経口内視鏡検査よりも苦痛で危険な検査となりうる．**経鼻内視鏡検査は，「細い内視鏡を鼻から挿入するだけ」と安易に考えずに，経口内視鏡検査とは似て非なる検査であることを認識しなければならない**．

A　まずは鼻腔解剖を頭に入れる（図1）

　経鼻内視鏡検査を始める前に，内視鏡が通過する鼻腔解剖に習熟しておく必要がある．鼻腔は，上・中・下鼻甲介により上・中・下・総鼻道に大別されるが，内視鏡はこのうちの総鼻道を通過する．さらに総鼻道における通過経路は，中鼻甲介下端ルートと下鼻甲介下端ルートに大別されるが，施行例の70〜80％が中鼻甲介下端ルートを選択している[1]．

B　検査前に確認すべきこと

　一般的に内視鏡検査の施行にあたっては，事前に既往歴，常用薬・アレルギーの有無などを把握しておくことが必須であるが，経鼻内視鏡検査では，これらに加えて鼻茸などの耳鼻科疾患の既往歴や，耳鼻科領域の手術歴を確認しておく必要がある．特に慢性副鼻腔炎に対

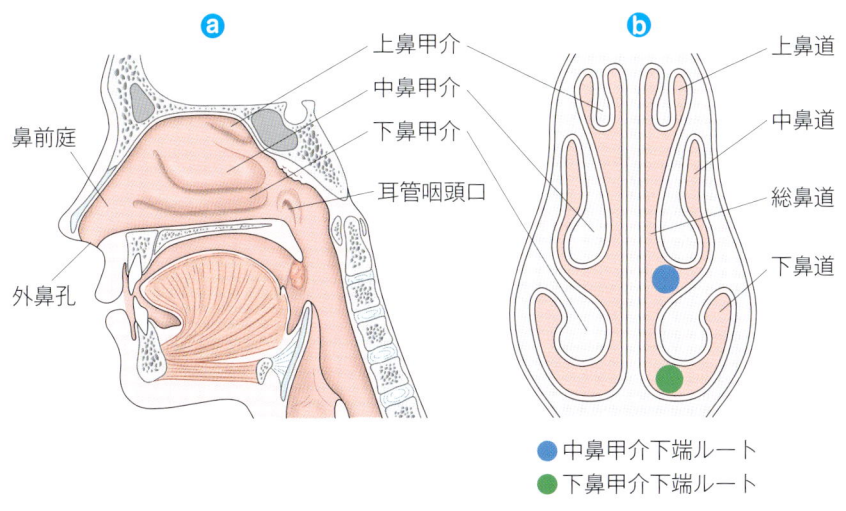

図1　鼻腔解剖
a：側面　b：正面

する手術歴を有する患者では，鼻腔内で内視鏡の挿入方向に迷うことがあり，できれば術式なども把握しておくことが望ましい．

なお，抗凝固薬/抗血小板薬内服中における経鼻内視鏡検査の安全性については，これまでのところ明確な結論がでておらず，特に鼻出血に対する耳鼻科医の迅速な処置が困難な施設では避けたほうが無難と考える．

C 前処置は十分かつ確実に行う

経鼻内視鏡検査の成否の鍵になるのが，鼻腔麻酔をはじめとする前処置である．鼻腔麻酔については，2002年に宮脇らが導入したスティック（カテーテル）法が，経鼻内視鏡検査を今日ここまで普及させたと言っても過言ではない[2]．現在のところ，このスティック法の他に，スプレー法，注入法を採用する施設もあるが，スティック法の優位性を支持する報告が多い[3]．

スティック法においても施設間で若干の相違点があるが，枚方公済病院での前処置法を以下に示す．

1 粘液溶解薬・消泡薬の内服

水約100 mLに混じたdimethicone（ガスコン）80 mg，pronase（プロナーゼ）2万単位，重曹1gを服用させる．

2 挿入鼻腔の選択

鼻鏡による鼻腔の直接観察や鼻息計の有用性を指摘する報告もあるが[4]，枚方公済病院では受診者の自己申告により決定している．しかし，申告側鼻腔への挿入不能例が約4%存在することが指摘されており[5]，後述のスティック挿入は，抵抗の有無を確認しながら慎重に挿入することが重要である．

3 局所血管収縮薬の挿入鼻腔への投与

受診者を検査台上で仰臥位とし，1 mLシリンジを用いてnaphazoline（プリビナ）0.15 mLを挿入予定鼻腔に投与する．naphazolineは，鼻粘膜を収縮させ鼻腔容積を拡張させることで，鼻痛や鼻出血の軽減効果が期待できる．また，局所麻酔薬であるlidocaine（キシロカイン）の鼻粘膜への吸収を遅延させることにより，その作用時間の延長や，血中濃度の急激な上昇を抑制する効果も期待できる[6]．しかし，これらの作用はnaphazolineを鼻腔内へ投与後約3分経過してから発現し約10分で最大となるため，**naphazoline投与後最低5分程度待ってから，次の4の処置を始める必要がある**[7, 8]．

4 鼻腔麻酔用スティックの挿入

先端に2～3 cm長の14 Fr ネラトンカテーテルを装着した10 mLシリンジを用いて，2% lidocaineゼリー4 mLを挿入予定鼻腔内に注入する．なお咽頭麻酔効果を期待して，受診者にはあらかじめ咽頭へ流れ込むゼリーは嚥下するよう指示しておく．次に，8% lidocaineスプレーを2回噴霧した16 Fr鼻腔麻酔用スティック（経鼻内視鏡用前処置スティック，トップ社製）を，鼻背に対して約20°の角度をつけて鼻腔内へゆっくりと挿入し，1分30秒間留置す

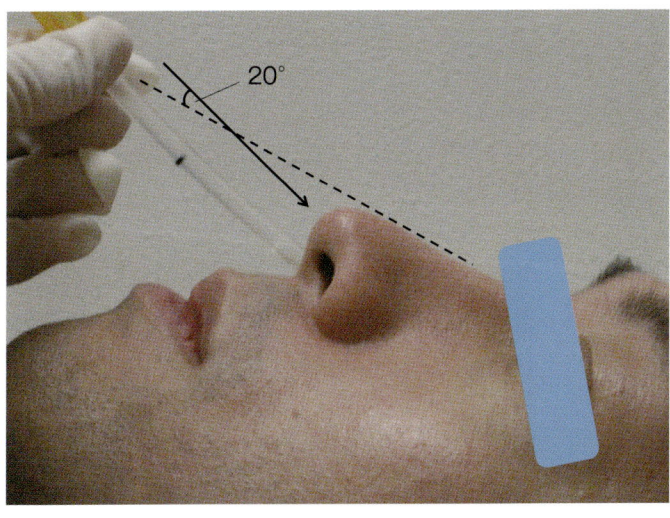

図2 鼻腔麻酔用スティックの挿入①
鼻背に対して20°の角度で挿入する．

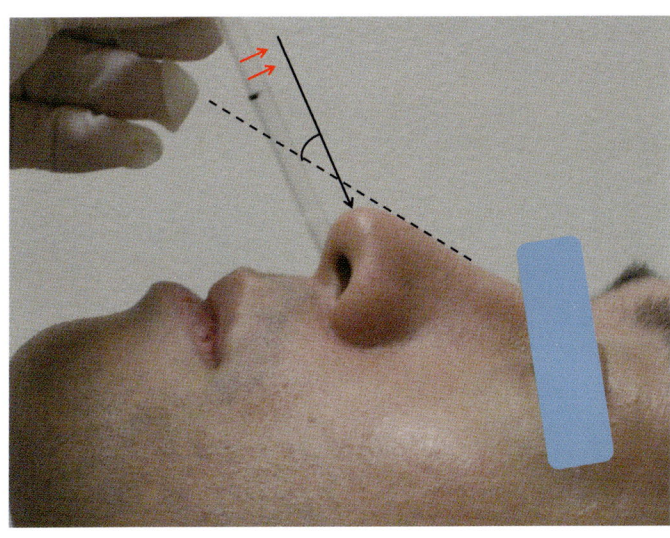

図3 鼻腔麻酔用スティックの挿入②
角度をつけることで下鼻甲介へ挿入される．

る（図2）．スティック挿入の際に抵抗を感じるようであれば，回転運動をかけながら挿入したり，一度スティックを鼻前庭まで引き抜いてから鼻背に対してさらに角度をつけて挿入する．スティックは中鼻甲介下端ルートに挿入されることが多いが，角度をつけることにより下鼻甲介下端ルートへ挿入されることになる（図3）．

なお，スティックが完全に挿入できなくても内視鏡の挿入は可能な症例があり，内視鏡下に鼻腔を確認しながら一度は挿入を試みたほうがよい．

D 受診者にやさしい経鼻内視鏡検査の実際

1 挿入の前には受診者に声かけを

検査前には受診者に対して，検査中でも発声が可能であり，鼻痛などの苦痛があれば申告できることを説明しておく．検査直前は受診者の緊張感が最も高まっているため，受診者がリラックスできるような声かけを心がけることが円滑な検査のために重要である．

2 受診者の体位（図4）

　枚方公済病院では経口内視鏡検査と同様の左側臥位を基本としている．受診者には，下顎を軽く前方に突き出し，検査終了時まで視線を一点に固定するよう指示する．これにより，鼻腔が挿入に最適な位置に固定され挿入操作が容易となるだけではなく，鼻痛の予防にもつながる．

　また受診者には，唾液はなるべく嚥下せずに乾ガーゼで常に拭うように指示しておく．嚥下された唾液は，咽頭反射や誤嚥を誘発するだけでなく，レンズに付着するなど観察の妨げにもなる．

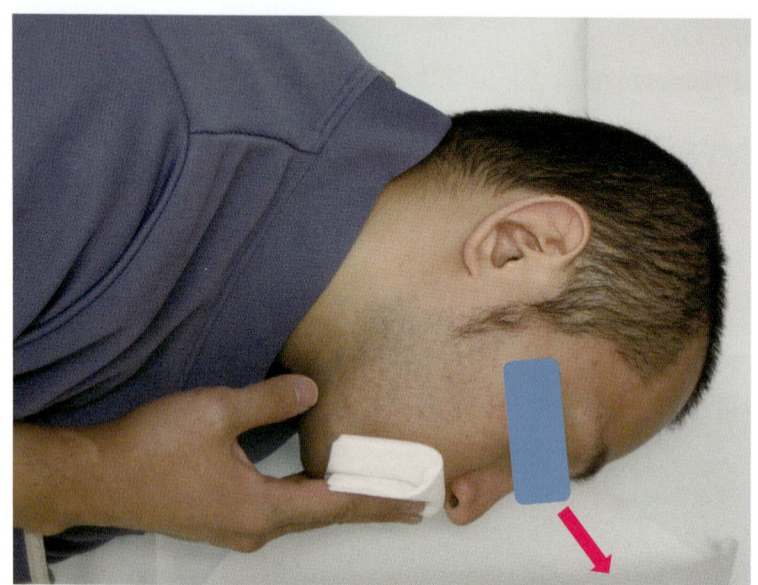

図4　経鼻内視鏡検査の検査体位
下顎をやや突き出し，視線を固定させる（➡）．
唾液は乾ガーゼで拭うよう指示する．

3 内視鏡の持ち方

　内視鏡を中指の指腹上に置き，母指で支えるように持つ（図5）．これで微細な操作が可能となり，後述する回転運動も容易に行うことができる．また**経鼻内視鏡検査では，内視鏡は外鼻孔から近い位置を持つ必要があり，示指で外鼻孔を常に触れながら一定の距離を保つように挿入する**（図6）．経鼻内視鏡検査に用いる極細径内視鏡は，通常径内視鏡に比べて"コシ"がないため，外鼻孔から離れた位置で持って挿入操作を行うと，内視鏡にたわみを生じやすく鼻腔に過度の刺激が加わるため，鼻痛の原因につながる（図7）．

4 挿入経路の選択

　鼻腔への挿入経路は，鼻腔麻酔時のスティックの挿入経路が第一選択となる．なおスティックの挿入経路への内視鏡の挿入が困難な場合でも，局所麻酔薬は基本的に総鼻道全体に広がっているため，経路変更にあたっての鼻腔麻酔の追加の必要はない．

2. 経鼻内視鏡　27

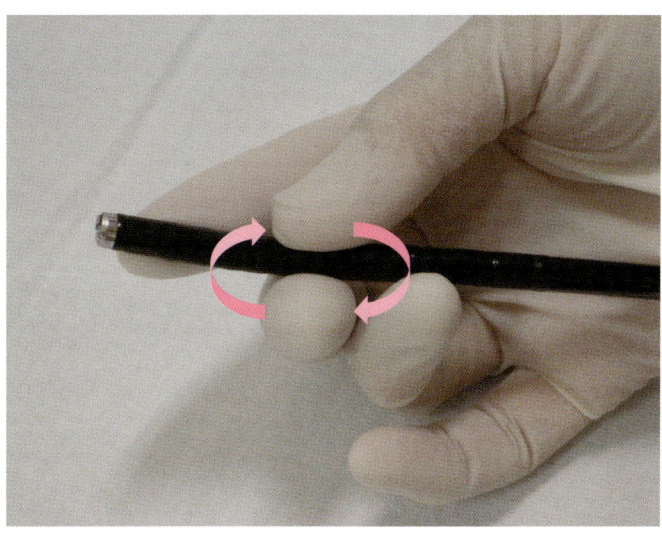

図5　内視鏡の持ち方①
中指の上に置いた内視鏡を母指で支えるように持つ.
"糸を縒る"ような回転運動（↺）が容易となる.

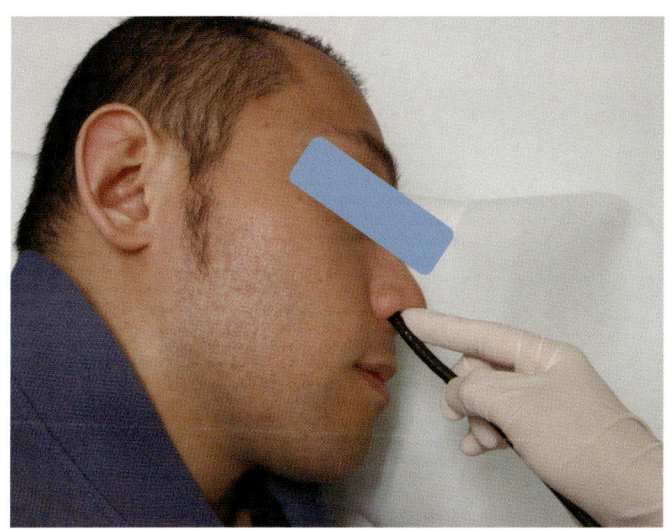

図6　内視鏡の持ち方②
示指で外鼻孔を触れながら挿入する.

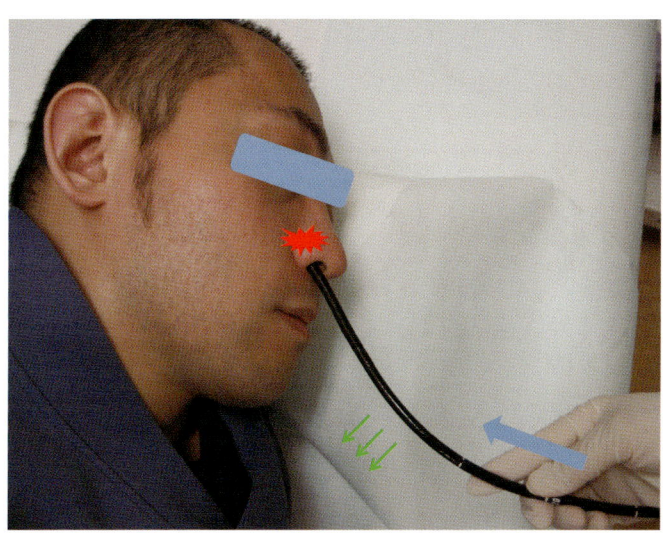

図7　内視鏡の持ち方③
外鼻孔から離れた位置を持っての挿入は, 内視鏡がたわみ（←），鼻腔への刺激（💥）の原因となる.

5 挿入のピットフォールとコツ

a 鼻前庭から総鼻道（図8〜10）

　内視鏡の進行方向を常に画面中央部に捉えつつ，受診者の鼻痛の有無を確認しながら，できれば表情も確認しながらゆっくり挿入する．鼻前庭からの観察で，予定する挿入経路が明らかに狭い場合や，挿入後に受診者が鼻痛を訴える場合には，すみやかに挿入経路を変更する．また**いずれの経路への挿入もむずかしい場合は，躊躇なく経口挿入へ変更することが重要である**．強引な挿入操作は，鼻痛・鼻出血の原因になるだけではなく，受診者に対して内視鏡検査への恐怖感を与え，その後の受診意欲を失わせることにつながりかねない．

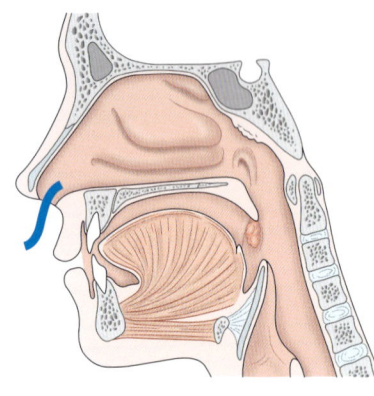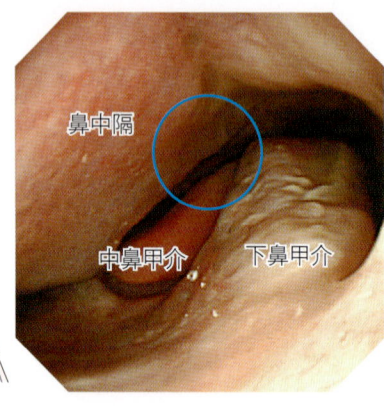

図8　鼻前庭
内視鏡の進行方向（○）を常に画面中央部に捉える．

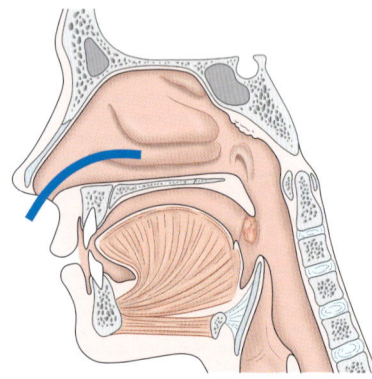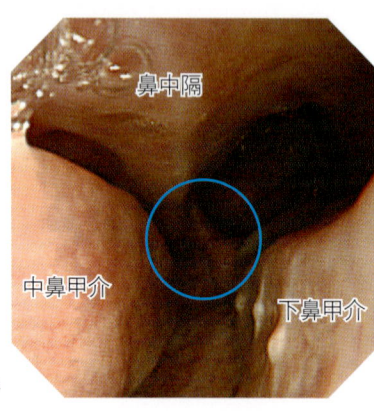

図9　総鼻道
中鼻甲介下端ルート：○

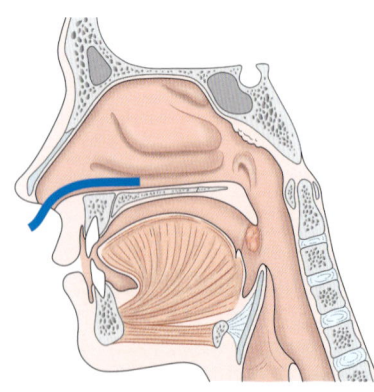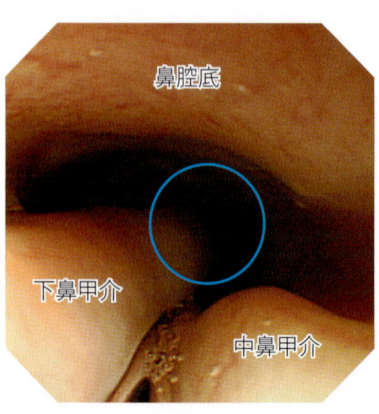

図10　総鼻道
下鼻甲介下端ルート：○

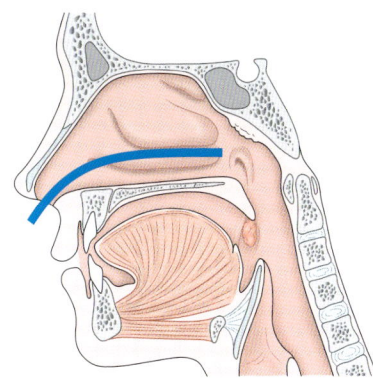 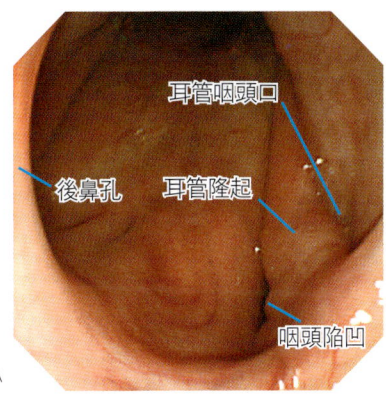

図11 上咽頭
この部位で内視鏡のアップアングルをかける.

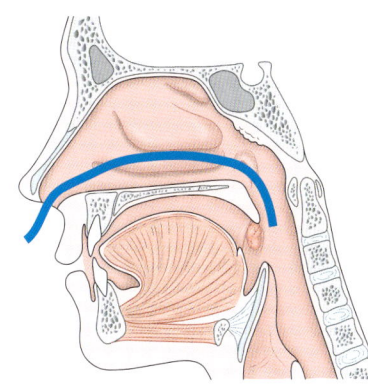 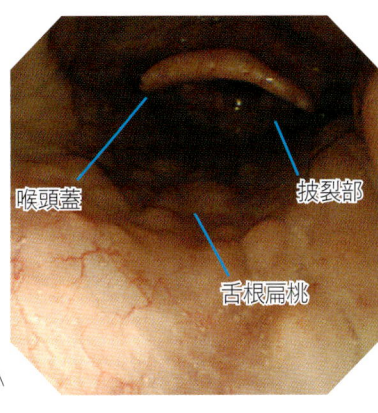

図12 中咽頭
この部位で"引っ掛かる"抵抗を感じることがある.

b 総鼻道から中咽頭（図11, 12）

舌根部から喉頭部が確認できる部位では，内視鏡の挿入に抵抗を感じる場合がある（図12）．これは，内視鏡の先端硬性部と軟性部の接合部が中（下）鼻甲介後端部付近で周囲との"引っ掛かり"を生じることが原因と考えられ，**内視鏡に母指と中指で"糸を縒る"ように回転操作を加える**ことで挿入できることが多い（図5）．

c 中咽頭から食道

食道入口部への盲目的な挿入は，咽頭反射を誘発するだけではなく，食道に過度の蠕動が生じることによりその後の観察が困難になるため，**常に入口部を確認しながら挿入する**．なお入口部が確認できない場合は，受診者に嚥下運動を促すことにより入口部が確認できることが多い．

E トラブルシューティング

経鼻内視鏡検査における偶発症の対応について，代表的なものを以下に列記する．

1 鼻出血への対応

経鼻内視鏡検査の偶発症として最も懸念されるのが鼻出血であるが，出血部位の確認が最も重要である．検査終了時の鼻腔通過時に出血の有無を十分確認し，**出血が確認された場合には出血部位を必ず同定しておく**．鼻出血は，内視鏡に接触する中（下）鼻甲介の鼻粘膜面が出血部位であることが多く，鼻翼を圧迫することで十分止血が可能である．しかし，中（下）

鼻甲介後端部付近や血管分布が豊富な中咽頭付近からの出血は，鼻翼からの圧迫止血が無効なことが多く，エピネフリン加生理食塩水に浸した綿球を鼻腔内へ挿入するとともに，耳鼻科医への止血依頼を検討する．枚方公済病院ではこれまでのところ約5％の発生頻度であるが，全例保存的に止血可能であった．

2 腹部膨満感への対応

枚方公済病院では経鼻内視鏡検査の導入当初，検査後に腹部膨満感を訴える受診者を比較的多く経験した．経鼻内視鏡検査は，経口内視鏡検査に比べて検査時間が長くなるため，検査中の送気量が多くなる傾向がある．また胃内観察の終了後に十分吸気を行っても，引き抜き時の食道観察の際に過送気することがあり，胃内へ再度送気されてしまうことも原因と考えられる．このため枚方公済病院では，胃内観察終了後の吸気だけではなく，引き抜き時の食道入口部までの食道観察を終えた後に，再度胃内まで挿入し吸気操作を行ってから検査を終了している．

3 抜去困難例への対応

鼻腔通過時に抵抗を感じながら挿入した症例では，検査終了時の引き抜き操作の際に中咽頭付近で"引っ掛かる"ような抵抗のため，その後の引き抜きが困難になることがある．これは，本項内「総鼻道から中咽頭」で述べた挿入時の抵抗と同様の原因と考えられ，この際にも内視鏡に"糸を縒る"回転運動をかけながら引き抜く操作が有効である．この操作で解消されない場合は，潤滑ゼリーを内視鏡に十分量付着させてから再度中部食道まで挿入し，同様の回転運動をかけながらゆっくりと引き抜いてみる．

経鼻内視鏡検査は，画質を犠牲にして内視鏡を細経化し，受診者の受容性を高めることにこだわった検査である．このため，**常に受診者の立場に立って，"受診者にやさしい"検査を行う姿勢を心がけていただきたい**．

文 献

1) 伊藤正祐：経鼻内視鏡における安全で適切な鼻腔挿入ルート．消内視鏡 20：468-475, 2008
2) 宮脇哲丸ほか：経鼻内視鏡スクリーニングの実態と問題点．胃と腸 47：904-915, 2012
3) 足立 聡：経鼻内視鏡における鼻腔麻酔の検討．消内視鏡 20：450-455, 2008
4) 上垣正彦ほか：経鼻内視鏡検査前処置の際の鼻鏡使用による鼻腔選択の有用性と鼻腔麻酔法に関する検討．消内視鏡 22：875-878, 2010
5) 辰巳嘉英ほか：経鼻内視鏡検査の前処置の工夫による検査の効率化と手技の実際．臨消内科 27：643-652, 2012
6) 伊藤正祐：経鼻内視鏡のメリットを活かす前処置および麻酔法．消内視鏡 19：573-579, 2007
7) 川田和昭：迷った時に役立つQ＆A．経鼻内視鏡実践Q＆A．経鼻内視鏡研究会in関西（編著），日経メディカル開発，東京，pp78-79, 2007
8) 安達一雄ほか：耳鼻咽喉科医からみた経鼻内視鏡．消内視鏡 19：553-558, 2007

IV

見落としのない
上部消化管内視鏡撮影法
（手順・順序）

1 撮影法の基本

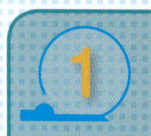

A ルーチン撮影法の重要性

　見落としのない上部消化管内視鏡検査を行うコツとして，**観察と撮影を行う部位と順序をあらかじめ決めておく**ことが大切である．漫然と観察しているとみやすい部位ばかりみて，みにくい部位の観察がおろそかになり，病変を見落とす原因となる．撮影の順序は特に決まりはなく施設によって異なるので，後述する各施設の撮影法を参考にしていただきたい．また，一定の撮影順序を決めておくことにより，短時間で検査を終了できる利点がある．病変を認めた場合，特に初心者はその病変の観察と撮影に気を取られて，他の部位の観察がおろそかになりやすい．病変が複数同時に存在することがよくあり，発見した病変の精査は，ルーチン撮影が一通り終了した後で行うように心がける．

B 撮影部位を示すランドマーク

　撮影した画像が近接撮影ばかりだと，後で内視鏡画像を見直す場合に，どの部位が撮影されているのかがわからない場合がある．したがって撮影を行う場合には，画面の中にランドマークが入った遠望撮影を行った後，その部位で近接撮影を行うことが大切である．胃のランドマークは「**胃角**」，「**幽門輪**」，「**胃体部大彎の皺襞**」，「**噴門**」の4つで，十二指腸のランドマークは「**上十二指腸角**」と「**Vater乳頭**」である[1]．一方，食道は「**噴門**」以外に適当なランドマークがない．

C 撮影に必要な画像の枚数

　現在多くの施設で内視鏡画像のファイリングシステムが導入され，以前のようにフィルムで内視鏡画像を保存する機会は少なくなった．そのため1回の上部消化管内視鏡検査で撮影する画像の枚数に制限を設ける必要はなくなりつつある．病変を認めた場合に画像枚数が増えるのは当然であるが，ルーチン撮影では食道や十二指腸も含めて**30枚程度**が適当と考えられる．

D 上手な上部消化管内視鏡観察と撮影のコツ

1 送気量の調節

　上部消化管内視鏡検査において**送気量の調節は重要**である．胃体部の観察時には胃壁を十

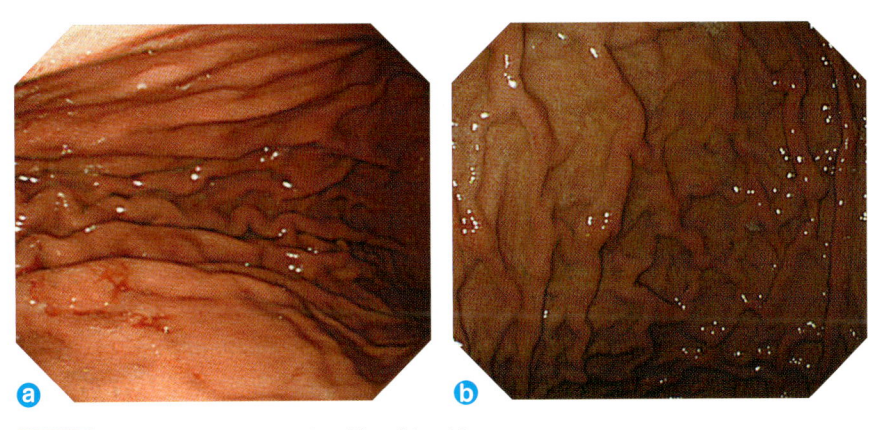

図1 送気量による胃壁の伸展性の違い
a：送気量が足りない胃体部大彎の内視鏡像　b：送気量が十分な内視鏡像（正面像）

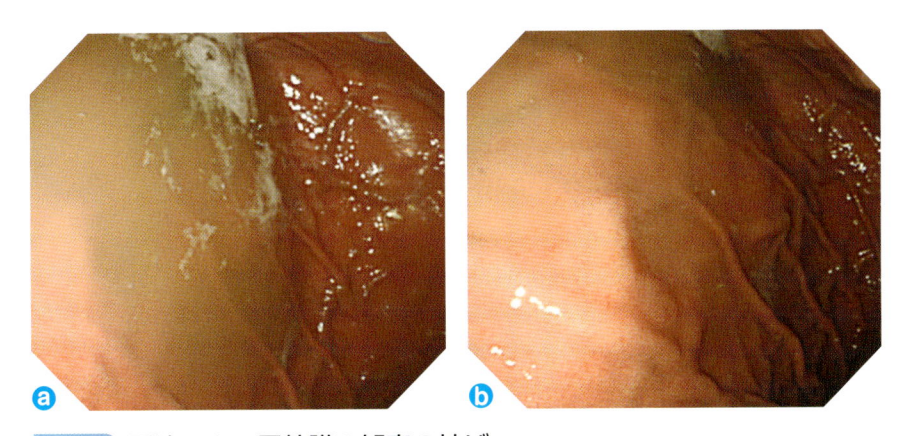

図2 胃液による胃粘膜の観察の妨げ
a：胃液が溜まった胃体上部大彎の内視鏡像　b：胃液を吸引した後の内視鏡像

分に伸展させる必要があり，多めに送気する．特に胃体部大彎は，送気量が少ないと皺襞と皺襞の間の粘膜の観察が不十分になりやすい（図1a，b）．一方，幽門から十二指腸球部への挿入時は，胃内の空気を少し吸引して空気量を減らしたほうがスムーズに挿入できる．

2 粘液や胃液の除去

　粘膜面に付着した粘液は観察の妨げになり，小病変が粘液の下に隠れている場合がある．付着粘液が多い場合は，pronaseの入った水を50 mLの注射器に満たし，鉗子チャンネルから勢いよく送水して**粘液を除去**するように心がける．また，胃体部大彎に溜まった胃液も観察の妨げになるため，粘膜に吸引痕をつけないように可能な限り**胃液の吸引**を行う（図2a，b）．食物残渣を認める場合は患者の**体位変換**を行い，食物残渣を移動させてブラインドになっている部位の観察をカバーする．

3 クリアなレンズ面を保持

　内視鏡検査中にスコープ先端のレンズ面に粘液や水が付着して，視野が妨げられることがしばしばある．きれいな画像を残すためには，こまめに送水ボタンを押してレンズ面を洗い，

曇りのないことを確認しながら撮影を行うことが大切である．

文　献

1) 赤松泰次：見落としのない上部消化管内視鏡スクリーニング（直視鏡）．消内視鏡 16：664-668，2004

2. 長野県立信州医療センターでの撮影法　35

2 長野県立信州医療センターでの撮影法

　長野県立信州医療センターでは上部消化管内視鏡研修において，図1のような順序で撮影することを推奨している．

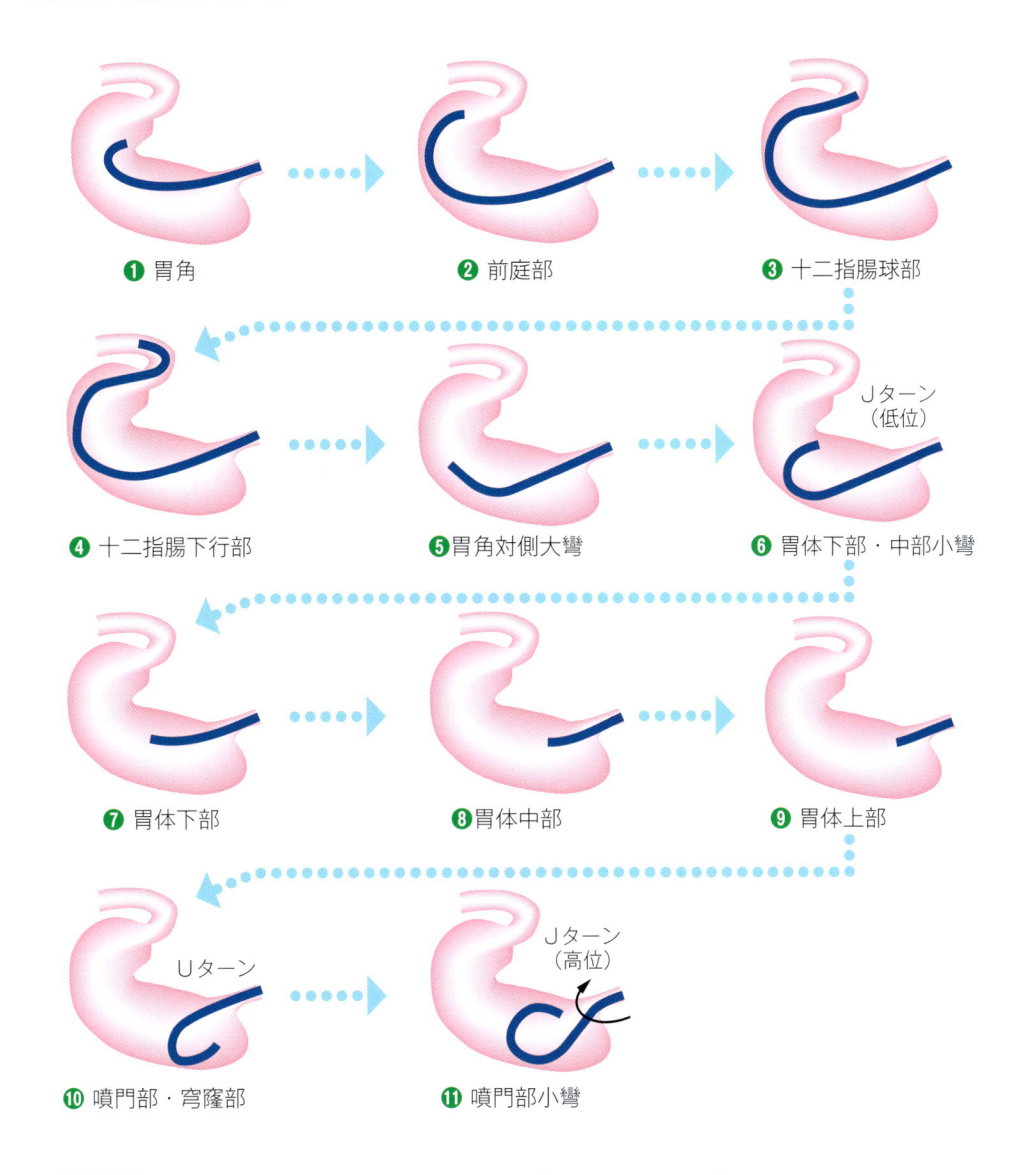

❶ 胃角　　❷ 前庭部　　❸ 十二指腸球部

❹ 十二指腸下行部　　❺ 胃角対側大彎　　❻ 胃体下部・中部小彎（Jターン（低位））

❼ 胃体下部　　❽ 胃体中部　　❾ 胃体上部

❿ 噴門部・穹窿部（Uターン）　　⓫ 噴門部小彎（Jターン（高位））

図1 上部消化管内視鏡検査のスコープ操作のイメージ
（赤松泰次：消内視鏡 16：664, 2004／赤松泰次：胃と腸 43：1221, 2004 より改変）

A 咽頭・喉頭（図2）

スコープを挿入したら，まず**喉頭蓋と喉頭を確認する**．喉頭蓋→喉頭（図2）→左右の梨状窩の順に撮影する．患者の苦痛が強い場合は先にスコープを食道内へ挿入し，スコープの抜去時に同部位を観察する場合もある．

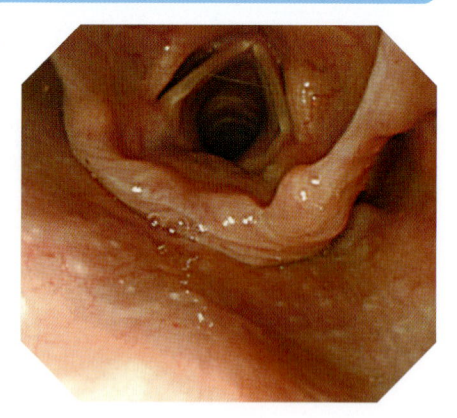

図2 喉頭

B 食道（図3）

スコープを食道へ挿入したら，鉗子孔から水を注入して粘膜に付着した粘液を十分に洗い落とす．その後，食道上部（図3a）→食道中部（図3b）→食道下部（図3c）の順に撮影する．食道下部を撮影する際には，**患者に十分息を吸い込むように指示すると，食道胃接合部の観察が容易**となる．

なお，**NBI（narrow band imaging）は表在癌（扁平上皮癌）の発見に役立つ**ことが知られており，NBIを導入している施設ではスコープの挿入時ないし抜去時に白色光からNBIに切り替えて観察するとよい．

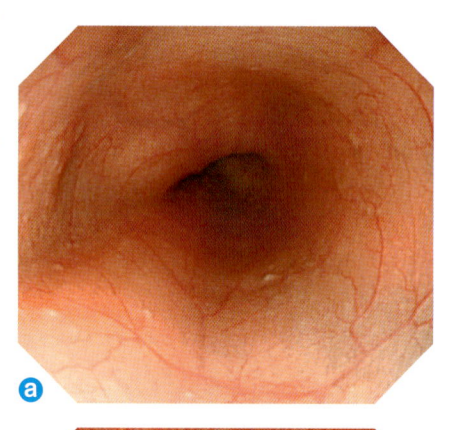

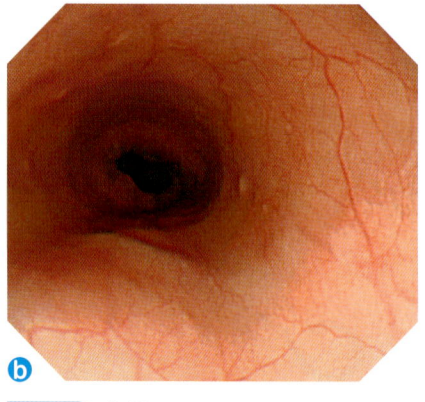

図3 食道
a：食道上部　b：食道中部　c：食道下部

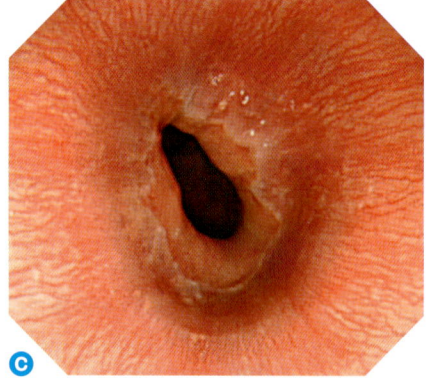

C 胃角部（図4, 図1 ❶）

　胃角の形態は，**スコープが大彎の中心に沿って正しく挿入されているかどうか，送気が十分かどうかを判断する目安**になる．図4aのように，胃角が直線状に観察される場合は問題ないが，スコープが前壁や後壁よりに偏って挿入（これを「**軸がずれる**」と呼んでいる）されていたり，送気によって胃がバランスよく拡張していない（特に胃体部の空気量が足りない）場合には，胃角が十分に観察できない．胃角は病変の好発部位でもあることから，最初に胃角を撮影することを勧めている．胃角がきれいにみえない場合は，スコープを胃体部まで引き戻し，軸のずれの修正や送気の追加を行う．それでも胃角がうまく観察できない場合は，胃角の観察を最後に行うこともある．胃角部小彎（図4a）を撮影した後，胃角部前壁（図4b），胃角部後壁（図4c）を撮影する．

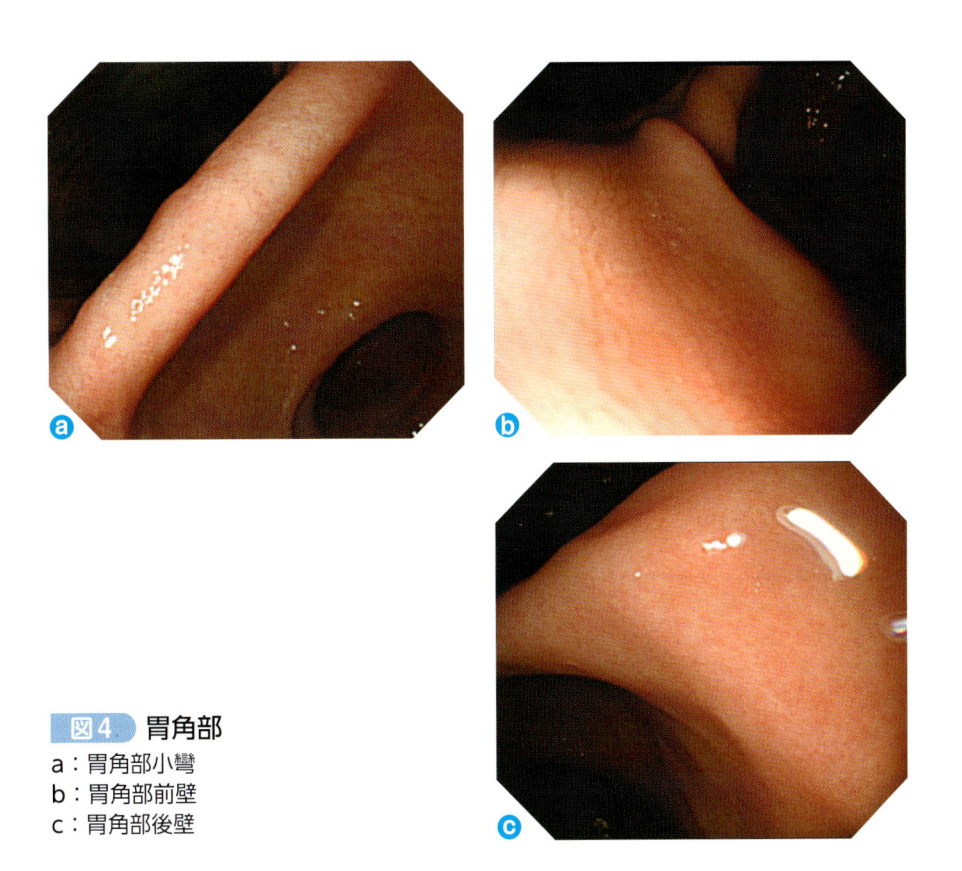

図4　胃角部
a：胃角部小彎
b：胃角部前壁
c：胃角部後壁

D 前庭部 (図5, 図1 ❷)

前庭部はまず遠望（図5a）で撮影した後，前壁（図5b）→後壁（図5c）→大彎（図5d）→小彎（図5e）の順に4方向撮影する．さらにスコープを肛門側へ進めて幽門前庭部（図5f）を撮影する．

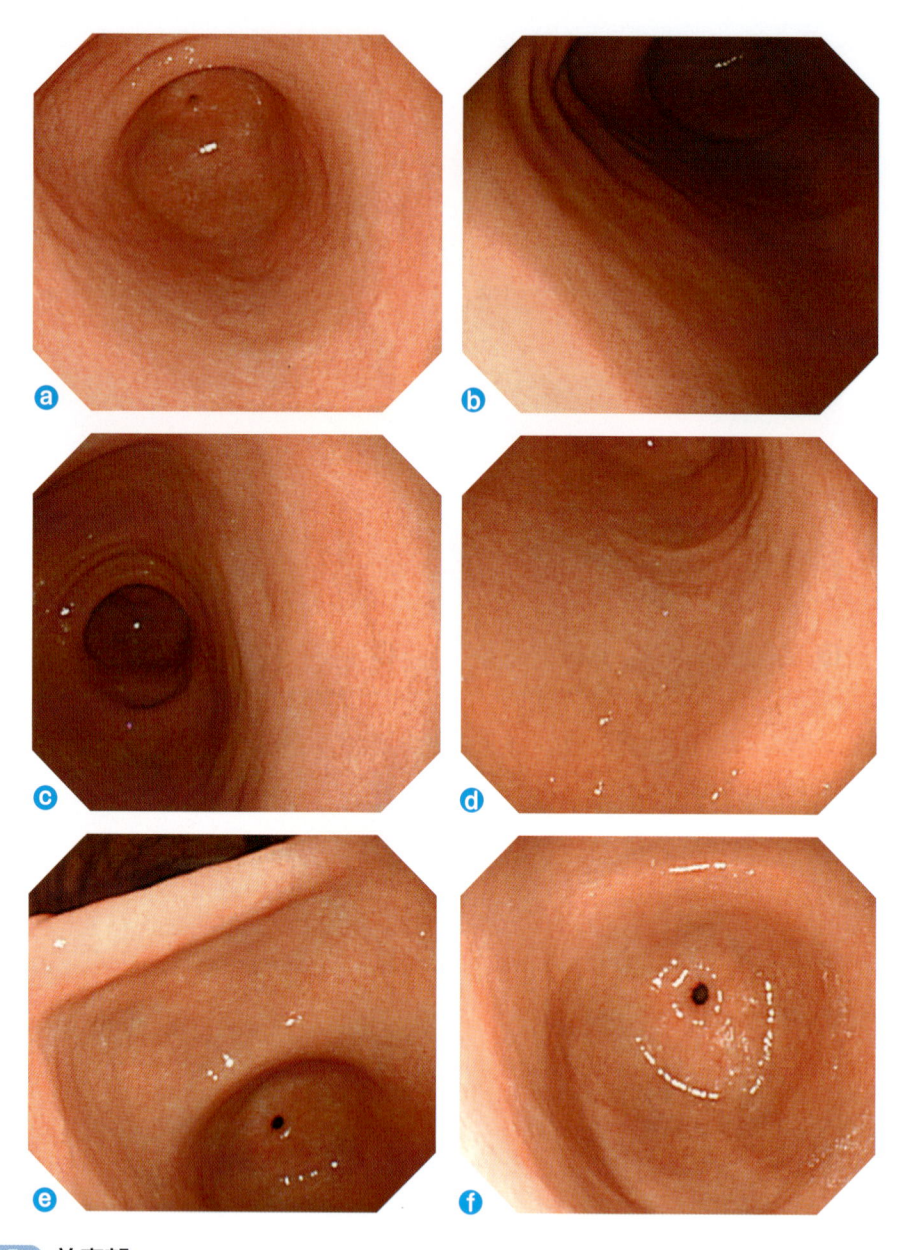

図5 前庭部
a：前庭部遠望　b：前庭部前壁　c：前庭部後壁　d：前庭部大彎　e：前庭部小彎　f：幽門前庭部

E 十二指腸球部 (図6, 図1❸)

次に十二指腸球部へスコープを挿入し、**上十二指腸角の入った写真を撮影**する（図6）. さらに球部内をよく観察する.

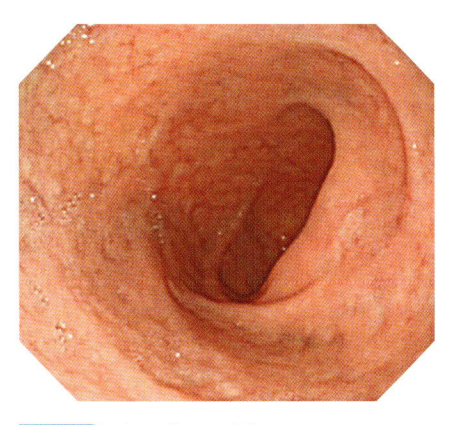

図6 十二指腸球部

F 十二指腸下行部 (図7, 図1❹)

その後スコープを十二指腸下行部へ進め（図7a）, 可能な限りVater乳頭を観察する（図7b）.

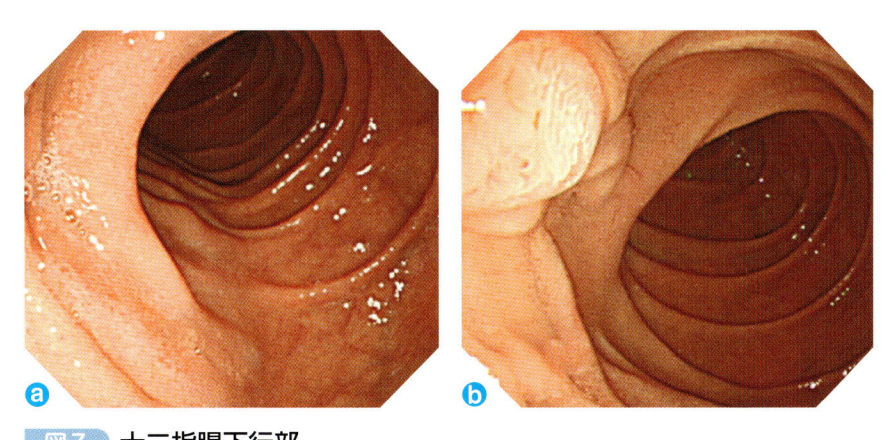

図7 十二指腸下行部
a：十二指腸下行部　b：Vater乳頭

G 胃角対側大彎（図8，図1 ❺）

　スコープを胃角上部まで引き抜き，胃角対側大彎（胃角部大彎）を，胃角の一部が入るように撮影する．

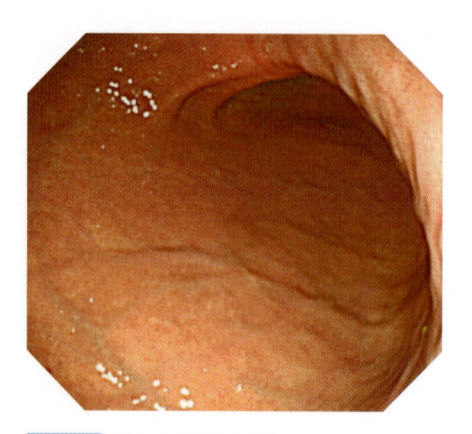

図8　胃角対側大彎

H 胃体下部・中部小彎（図9，図1 ❻）

　引き続きスコープのアングルをアップにして小彎に沿った反転（**低位のJターン**）を行い，胃体下部から胃体中部にかけての小彎を撮影する．

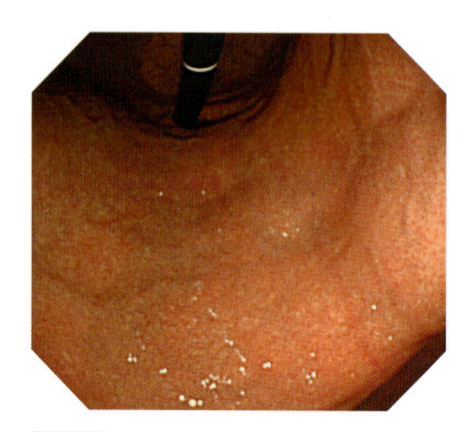

図9　胃体下部・中部小彎（低位Jターン）

I 胃体下部 (図10, 図1❼)

　その後スコープを順行性に戻し，胃体下部見下ろし (図10a) の撮影の後，同じ高さで前壁 (図10b)，後壁 (図10c)，小彎 (図10d)，大彎 (図10e) と4方向撮影する．**胃体部の見下ろし撮影は，胃角が写真の中に入るように撮影**しておくと，後で内視鏡写真を見直す際に撮影した位置がわかりやすい．

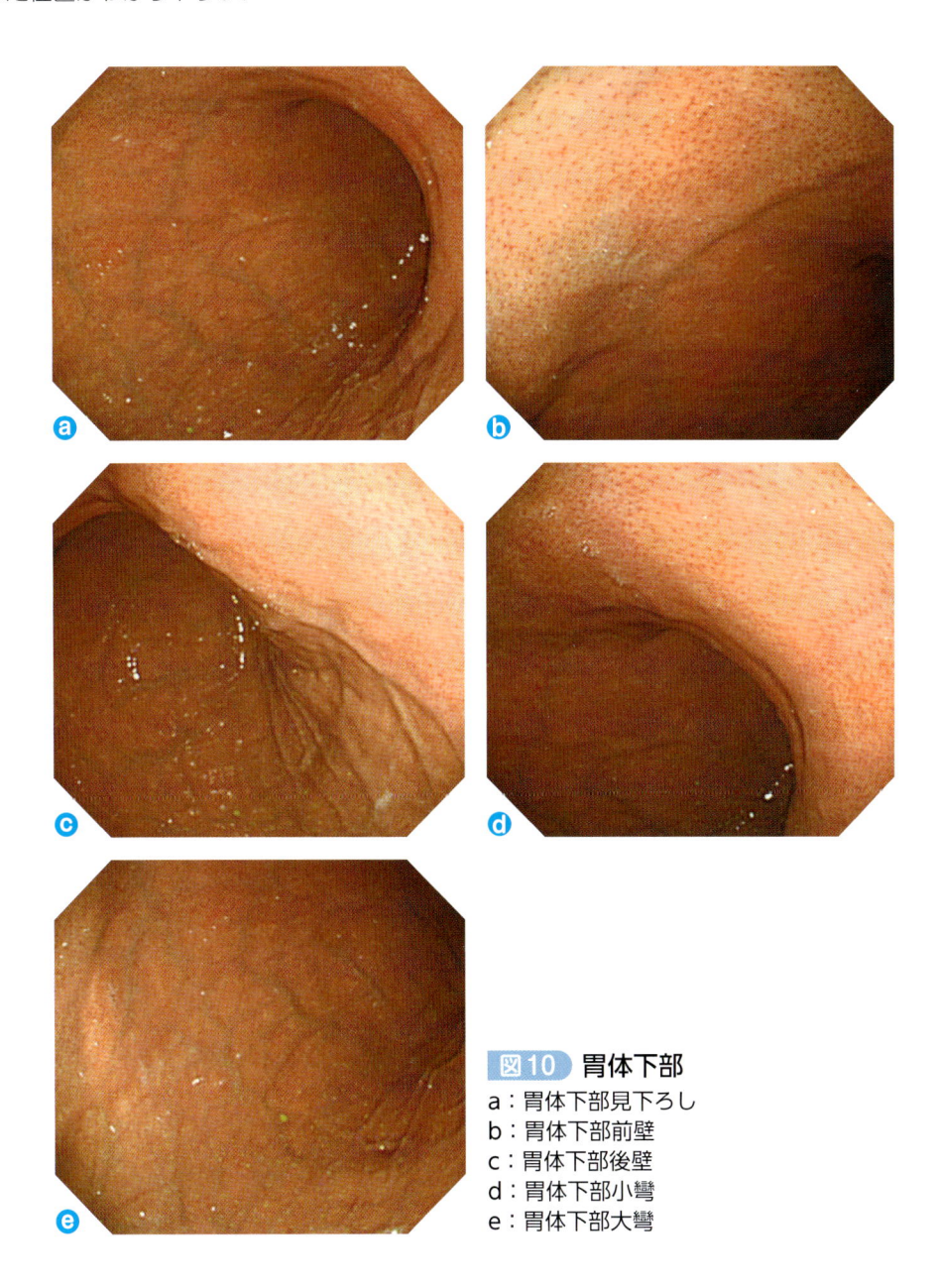

図10　胃体下部
a：胃体下部見下ろし
b：胃体下部前壁
c：胃体下部後壁
d：胃体下部小彎
e：胃体下部大彎

J 胃体中部（図11, 図1❽）

胃体中部までスコープを引き戻し，胃体下部の撮影と同様に，見下ろし（図11a）→前壁（図11b）→後壁（図11c）→小彎（図11d）→大彎（図11e）の順に撮影する．大彎は皺襞の間にある粘膜がよく観察できるように送気を十分に行う．

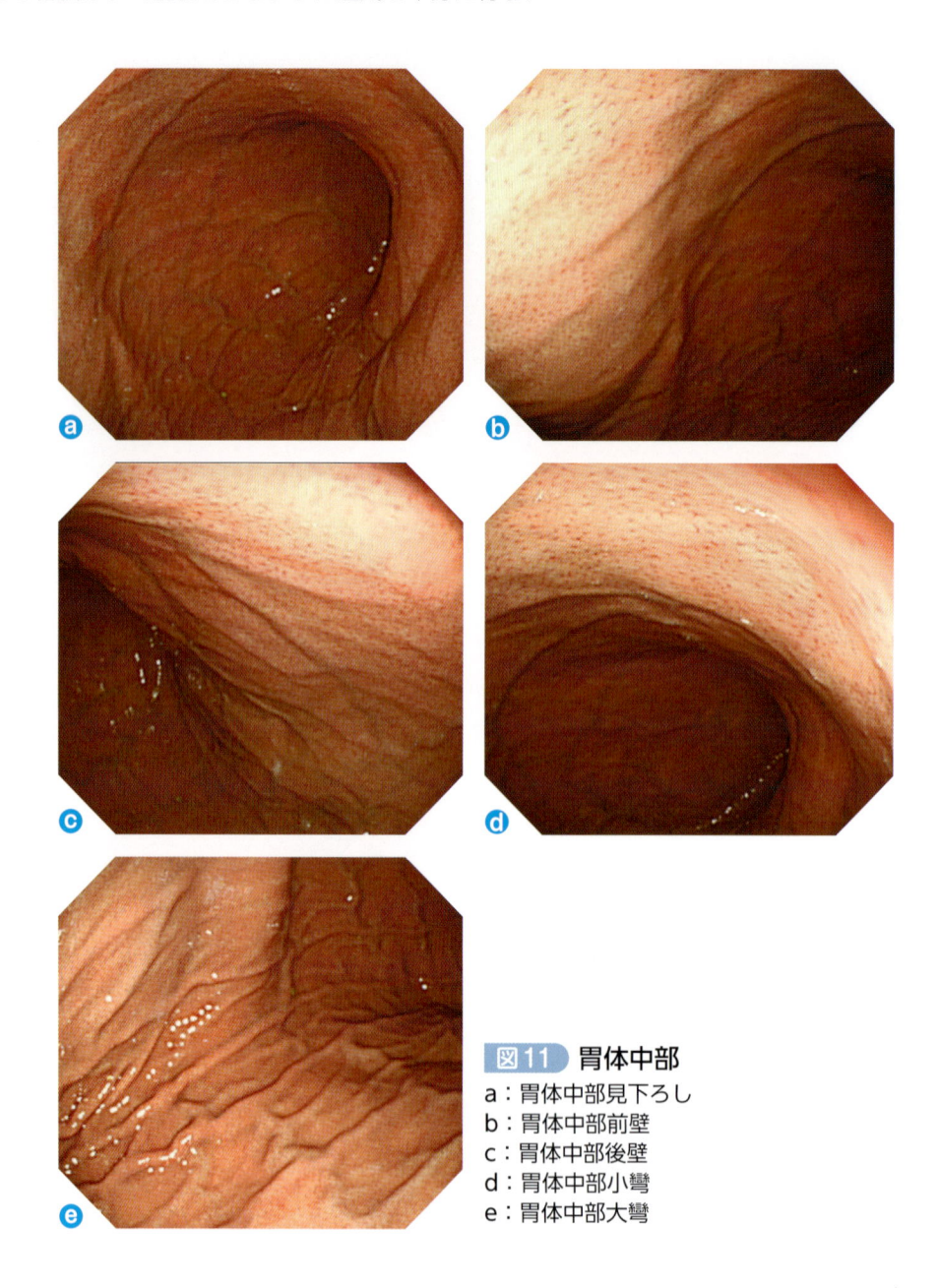

> **図11 胃体中部**
> a：胃体中部見下ろし
> b：胃体中部前壁
> c：胃体中部後壁
> d：胃体中部小彎
> e：胃体中部大彎

K 胃体上部（図12，図1❾）

　さらに胃体上部までスコープを引き戻し，同様に見下ろし（図12a）→前壁（図12b）→後壁（図12c）→小彎（図12d）→大彎（図12e）の順に撮影する．胃体上部後壁は一般に「**分水嶺**」あるいは「**棚**」と呼ばれ，解剖学的に胃が背側へ落ち込んでいる．病変の好発部位であり，よりていねいな観察が必要である．胃体上部大彎は，左側臥位の場合に最も低い位置になるため，胃液が溜まって観察の妨げになることが多い．胃液を十分に吸引したり，体位変換を行って観察する．

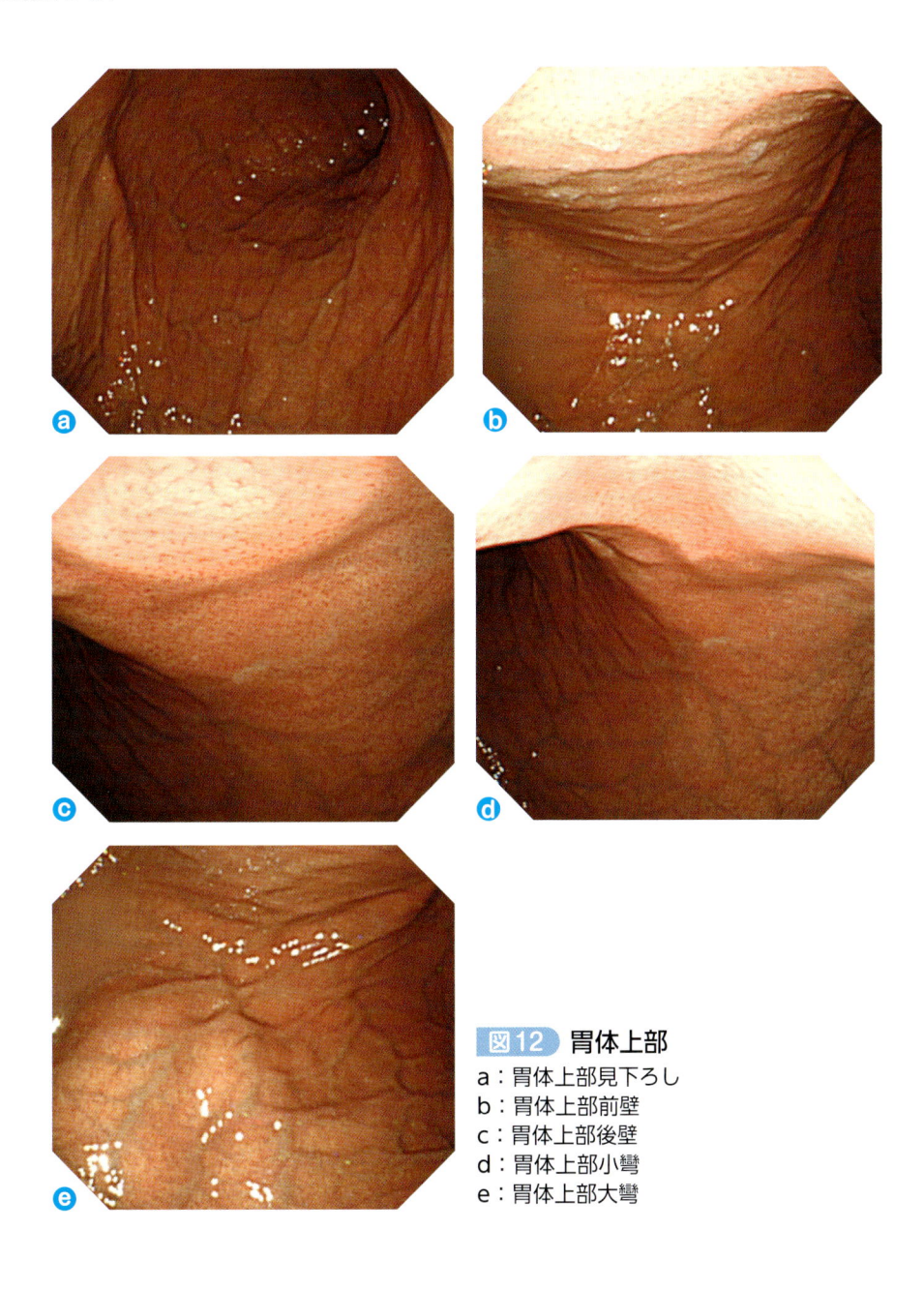

図12　胃体上部
a：胃体上部見下ろし
b：胃体上部前壁
c：胃体上部後壁
d：胃体上部小彎
e：胃体上部大彎

L 噴門部・穹窿部（図13, 図1⓾）

　現在使用されているスコープはやわらかくて細いため，どの方向から反転操作を行っても通常反転は可能である．しかし，無理な反転操作は胃粘膜や胃壁を損傷する可能性があるため，正しい反転操作を知っておく必要がある．**胃体部大彎に沿ってアップアングルをかけながらスコープを押し込む方法がUターン**（図1⓾）であり，胃体部大彎は伸展性に富んでいるため患者の苦痛が少ない．Uターンでは噴門部と穹窿部が観察できるが，噴門部小彎はスコープの影になって観察できない．

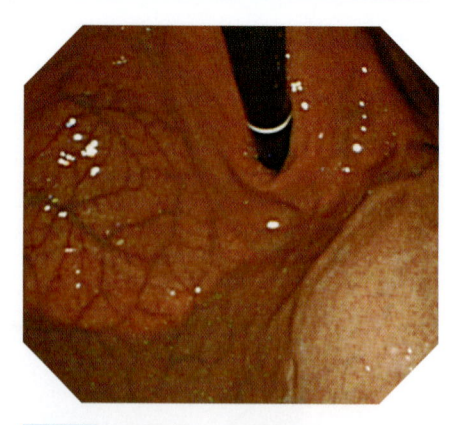

図13　噴門部・穹窿部（Uターン）

M 噴門部小彎（図14, 図1⓫）

　Uターンの状態からスコープを180°回転させると，胃体部小彎に沿った高位のJターンになる．Uターンでは観察できない噴門部小彎がよく観察できる．胃上部の観察を反転操作中心に行っている初心者をしばしば見かけるが，反転操作は視野が広く一見観察しやすいように感じるものの，かえって視野が広いために小病変を見落とすことが少なくない．**胃上部は，可能な限り見下ろしでも観察**する必要がある．

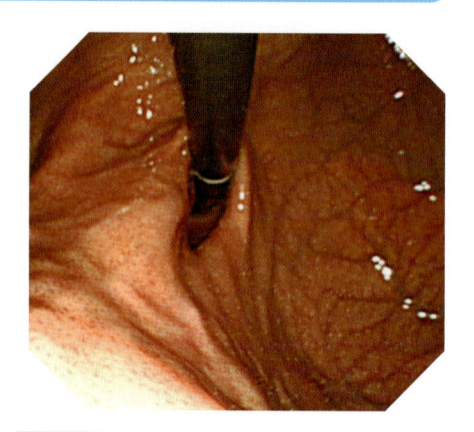

図14　噴門部小彎（高位Jターン）

文　献

1) 赤松泰次：見落としのない上部消化管内視鏡スクリーニング（直視鏡）．消内視鏡 16：664-668, 2004
2) 赤松泰次：胃癌に対する内視鏡スクリーニング—私はこうしている．胃と腸 43：1221-1224, 2008

3 仙台厚生病院での撮影法

　上部消化管内視鏡検査におけるスクリーニング検査で重要なのは，「**いかに切れ目なく，盲点なく観察できるか**」である．加えて遠景で広やかに撮影することによって，病変を発見した際のオリエンテーションがつきやすく，たとえ病変を見逃しても，その後の写真判定で拾い上げるきっかけが生じる．

　筆者らは，主にオリンパスメディカルシステムズ社製**前方斜視鏡**（GIF-XK240, GIF-KH260）**をスクリーニングに使用している**．直視鏡では接線方向となりやすい胃体部後壁などの正面視に優れている．

A 前処置

　適切な画像を撮影するためには，胃内の粘液を除去することが大切である．筆者らは全例に粘液除去を目的にpronase処置を行っている．

B 撮影手順

1 咽頭・喉頭（図1）

　スコープを口腔内に挿入したら，まずは喉頭蓋，喉頭，左右の梨状窩を観察する．**反射の誘発を避けるため，無用な吸引やレンズ洗浄は避ける**．

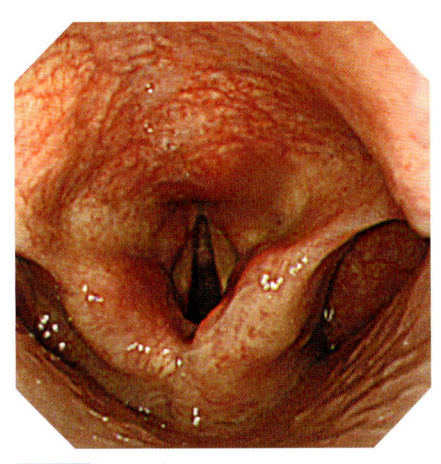

図1　咽頭

2 食道（図2）

　スコープを食道に挿入したら，ガスコン水で粘液を洗い落とす．この際，反射を起こさないよう愛護的に洗浄する．その後，食道上部（図2a），中部（図2b），下部（図2c）の順で撮影する．**前方斜視鏡の特徴として，直線状の狭い管腔では，正面視に近い像が得られる反面，その180°対側は接線に近い像としか描出できない．そのため，スコープの軸を回転させながら，管腔全体をまんべんなく観察する**．最後に食道から胃内に入るとき，噴門部小彎をよく観察する．

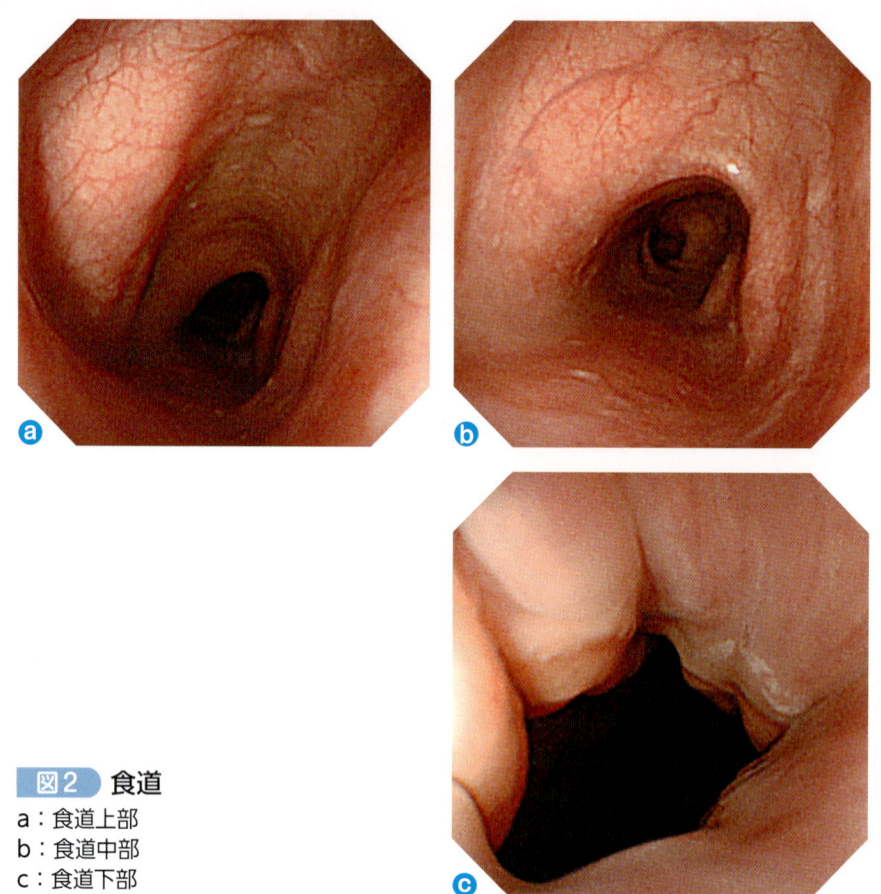

図2　食道
a：食道上部
b：食道中部
c：食道下部

3 胃体部から胃角部（見下げ）（図3）

　胃内に入った後，胃壁に付着した粘液をガスコン水にてよく洗浄し，粘液湖の貯留液を十分吸引しておく．
　空気を中等量送気し，見下げで胃体上部より胃体中部，胃体下部の前後壁，大彎側を撮影する（図3a〜g）．**はじめから大量に送気してしまうと，胃壁の伸展に伴い，胃体中部から下部の後壁が接線方向になってしまうので注意する**．前後壁の撮影のポイントは，スコープの軸を十分に回転させ，正面視することである．**未分化型癌の好発部位である萎縮境界（胃体下部大彎のヒダの切れ目）を注意深く観察する**（図3f, g）．

3. 仙台厚生病院での 撮影法

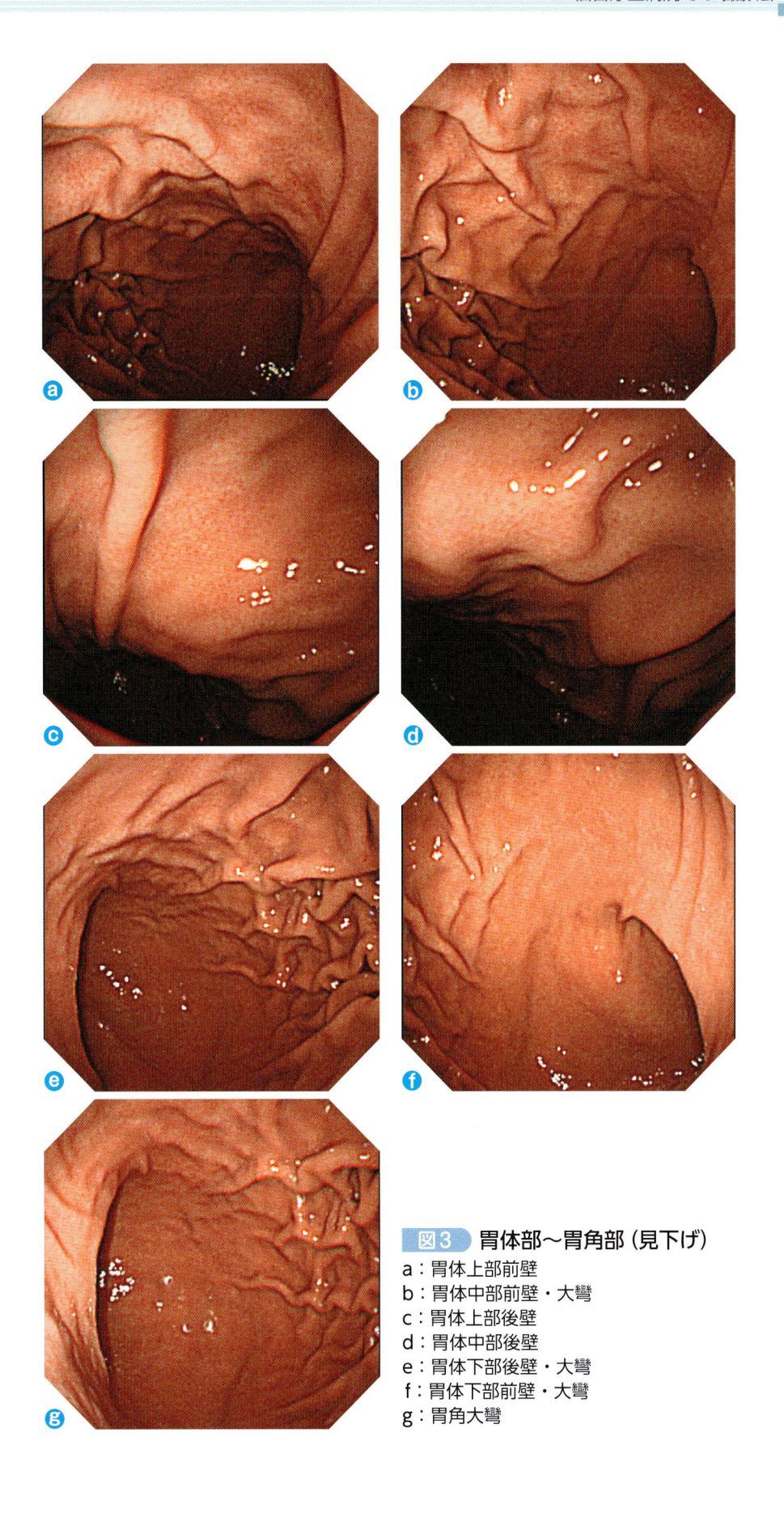

図3 胃体部〜胃角部（見下げ）
a：胃体上部前壁
b：胃体中部前壁・大彎
c：胃体上部後壁
d：胃体中部後壁
e：胃体下部後壁・大彎
f：胃体下部前壁・大彎
g：胃角大彎

4 近位前庭部（図4）

スコープを進めていくと近位前庭部がみえてくるので，前壁（図4a），大彎（図4b），後壁（図4c）を撮影する．近位前庭部の全景を撮影しておくのもよい（図4d）．さらにスコープを押し進め，アップアングルをかけると，近位前庭部小彎（図4e）が正面視できる．なお，**このあたりからスコープを押し込む操作が主体となり，胃が伸展されるため，嘔吐反射が誘発されることがある**．あらかじめ患者への声かけを行っておくとよい．

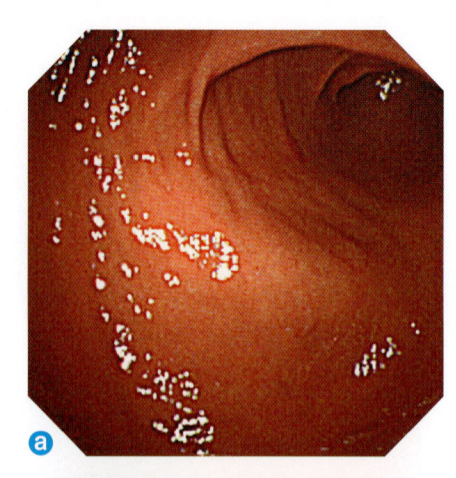

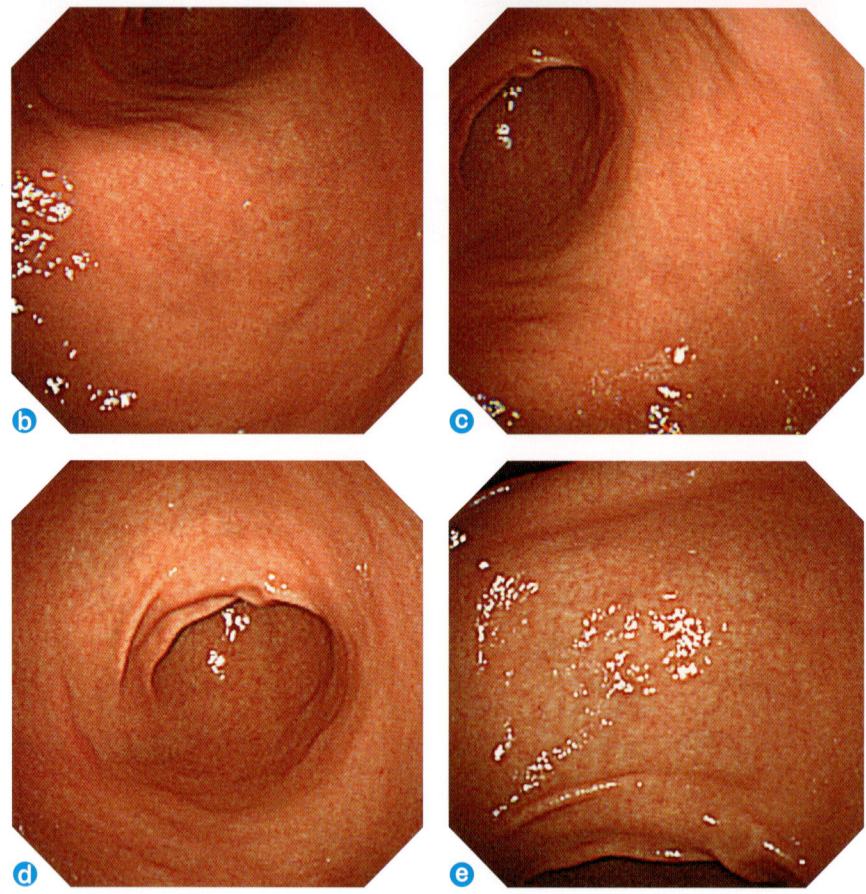

図4　近位前庭部
a：近位前庭部前壁　b：近位前庭部大彎　c：近位前庭部後壁　d：近位前庭部全景
e：近位前庭部小彎

5 胃角部（図5）

さらにアップアングルを強くかけると，胃角部小彎（図5a）がみえる．スコープの軸回転と左右アングルを駆使し，胃角の前後壁（図5b, c）を撮影する．後壁側は，少しスコープを押し込むと胃壁との距離が保たれ，観察しやすい．

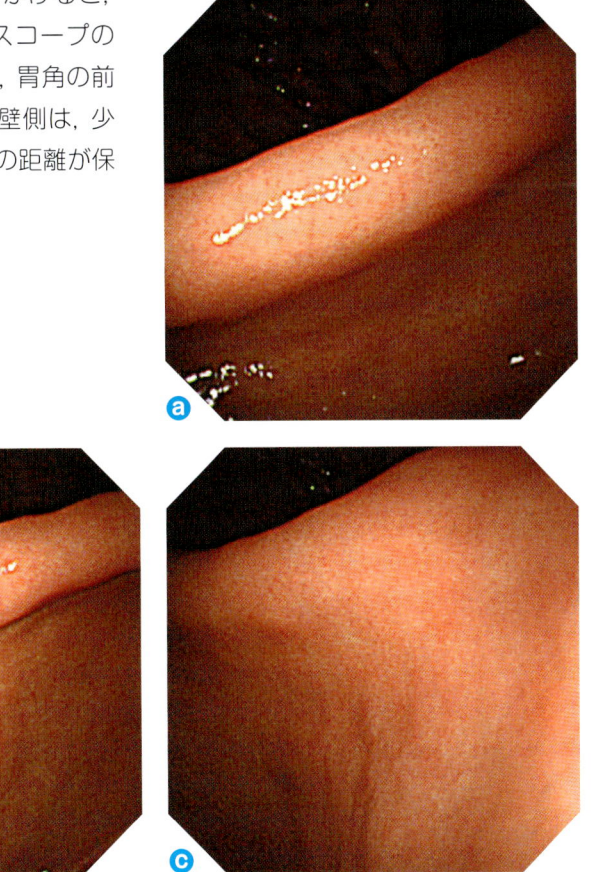

図5 胃角部
a：胃角部小彎　b：胃角部前壁　c：胃角部後壁

6 遠位前庭部（図6）

アップアングルを解除し，スコープを進め，遠位前庭部（図6a）を撮影する．**遠位前庭部大彎は直視鏡，前方斜視鏡のいずれでも接線方向になりやすい場所であるが，前方斜視鏡の場合，スコープを強く捻ると正面視が可能で，非常に有用である**（図6b）．

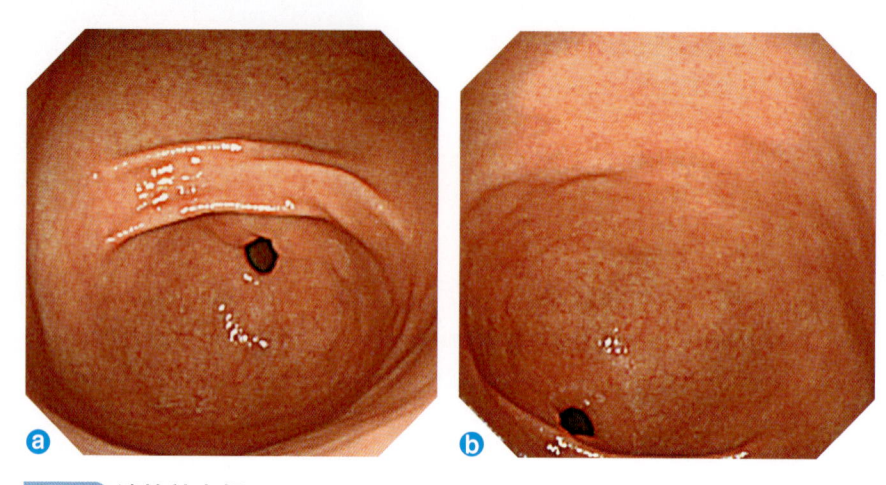

図6 遠位前庭部
a：遠位前庭部　b：遠位前庭部大彎

7 十二指腸（図7）

十二指腸に挿入したら，球部（図7a）を観察する．下行部（図7b）へはスコープを右回転させアップアングルをかけると挿入できるが，なるべくブラインドにならないように注意する．前方斜視鏡では，乳頭は正面視に近い像で観察可能なことが多い．

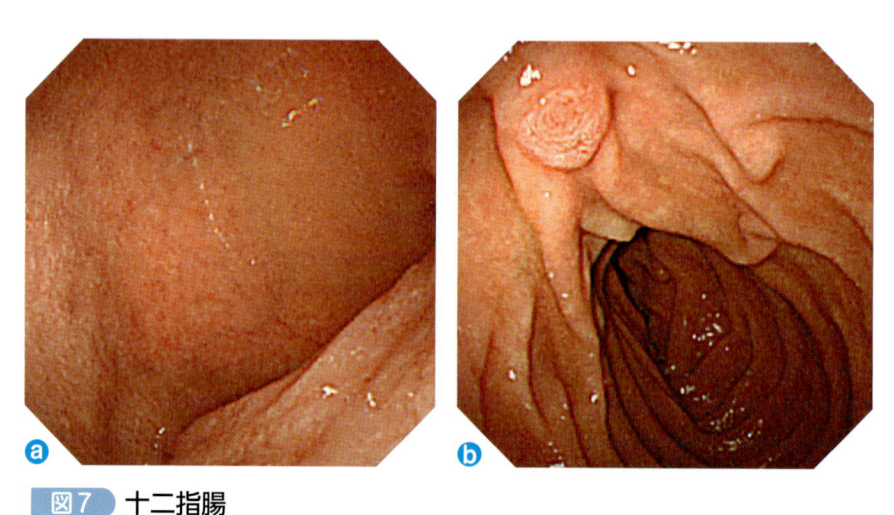

図7 十二指腸
a：十二指腸球部　b：十二指腸下行部

8 胃体部小彎（図8）

　スコープを胃内に戻して十分に送気を行い，胃壁を伸展させJターンにて胃体部小彎の遠景像（図8a）を撮影し，スコープを引き抜きながら胃体下部，中部，上部（図8b），噴門部（図8c）の小彎を観察する．

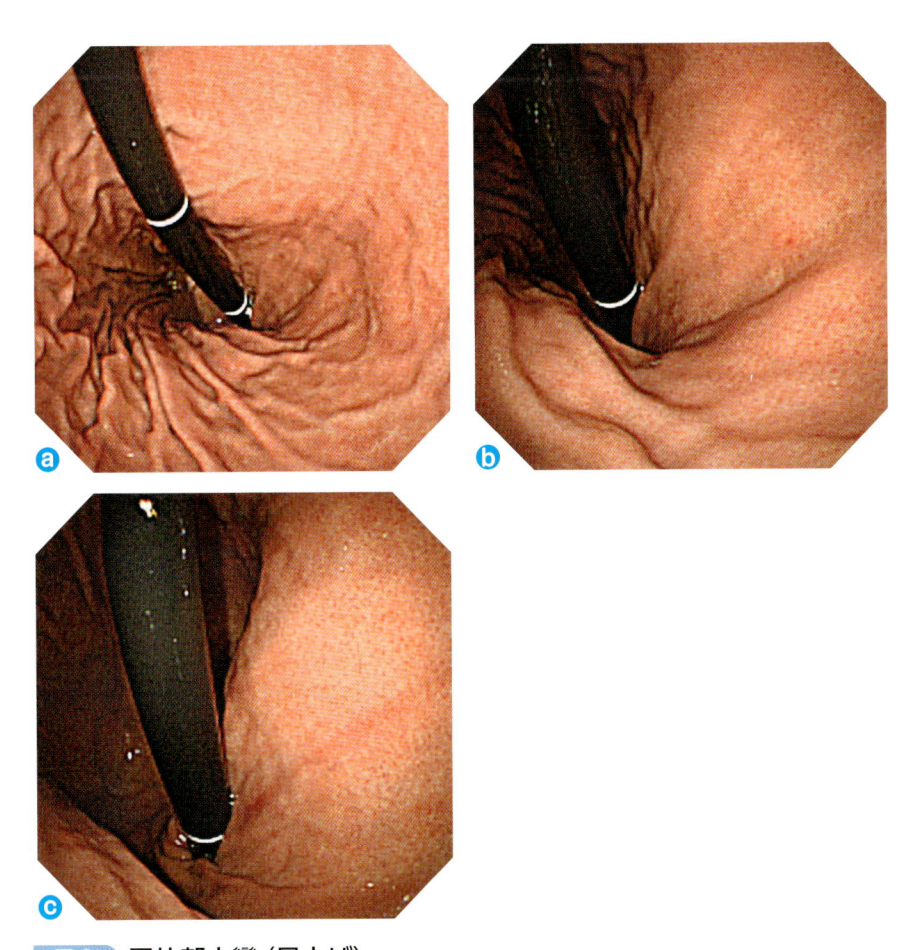

図8 胃体部小彎（見上げ）
a：胃体部小彎遠景　b：胃体上部小彎　c：噴門部小彎

9 胃体上部から穹窿部（見上げ）（図9）

スコープをUターンにすることで，胃体上部（図9a, b），穹窿部（図9c, d）の前後壁が観察される．この際，**左右アングルを最大限に駆使しないと，前後壁の正面像は得られにくい**．

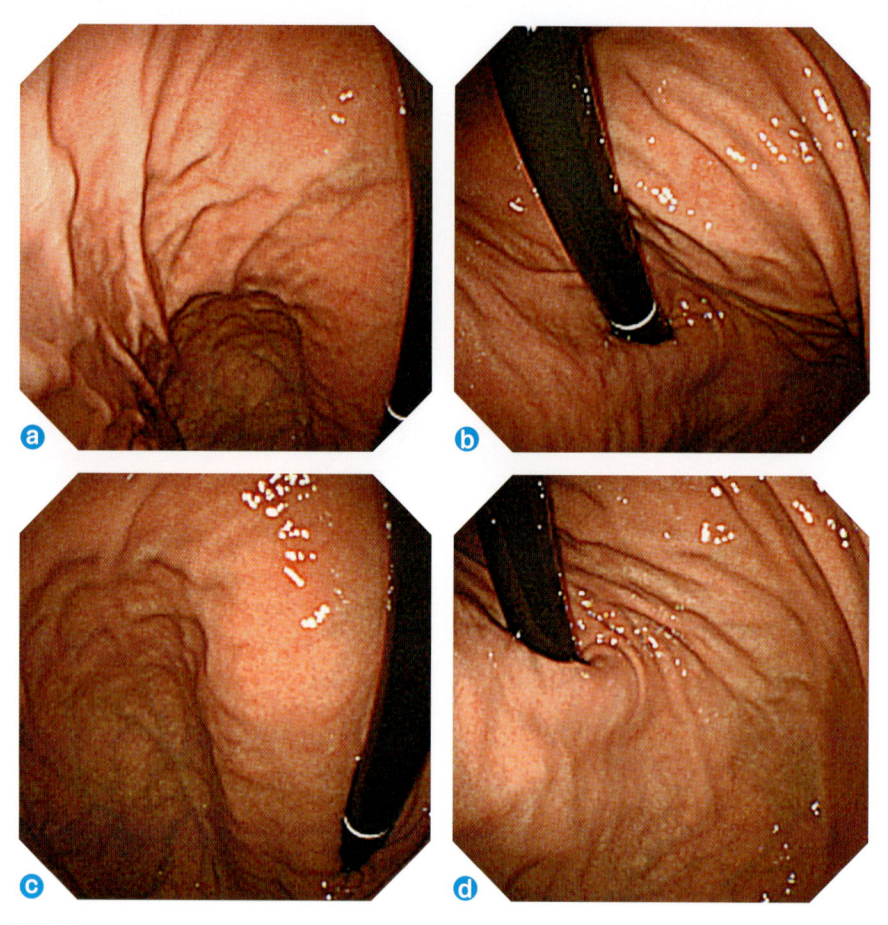

図9　胃体上部〜穹窿部（見上げ）
a：胃体上部〜穹窿部後壁　b：胃体上部〜穹窿部前壁　c：穹窿部後壁　d：穹窿部前壁

⓾ 十分な送気後の胃体部大彎から穹窿部（図10）

ターンを解除し，胃体部の粘膜ヒダが十分開いた状態で，引き抜きながら胃体部前後壁，大彎側を観察する（図10a〜f）．さらに分水嶺後壁（図10g），穹窿部後壁（図10h）を撮影する．

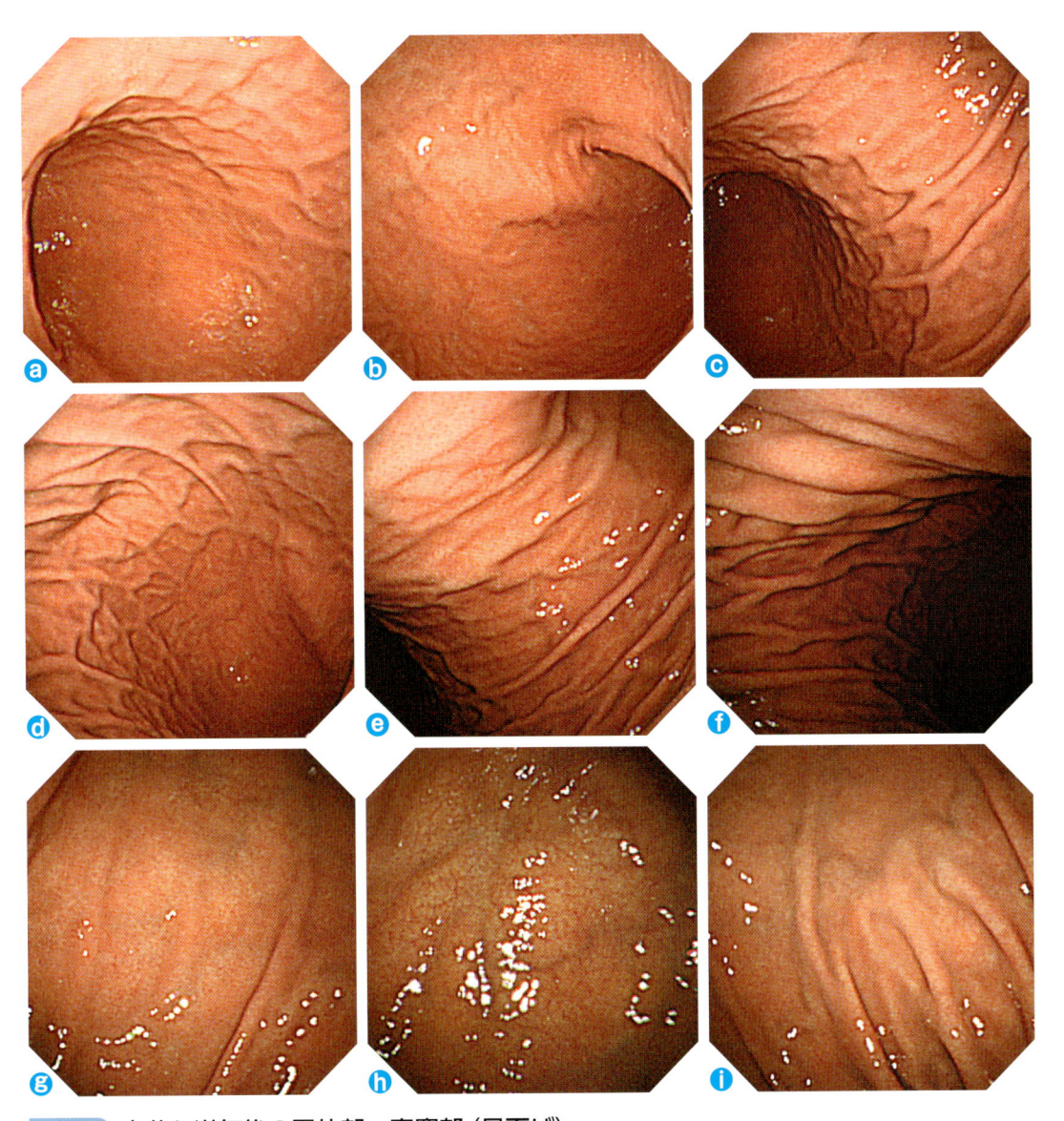

図10 十分な送気後の胃体部〜穹窿部（見下げ）
a：胃体下部後壁・大彎　b：胃体下部前壁・大彎　c：胃体中部後壁・大彎　d：胃体中部前壁・大彎
e：胃体上部後壁・大彎　f：胃体上部前壁　g：分水嶺後壁　h：穹窿部後壁　i：穹窿部大彎

11 噴門部から食道胃接合部（図11）

最後に見下げで噴門部小彎・後壁（図11a），接合部小彎（図11b）を観察し，さらに粘液湖の下に病変はないことを再度確認し，空気を吸引して胃内の観察を終了する．
　食道〜咽頭を再度観察し，異常のないことを確認し，検査を終了する．

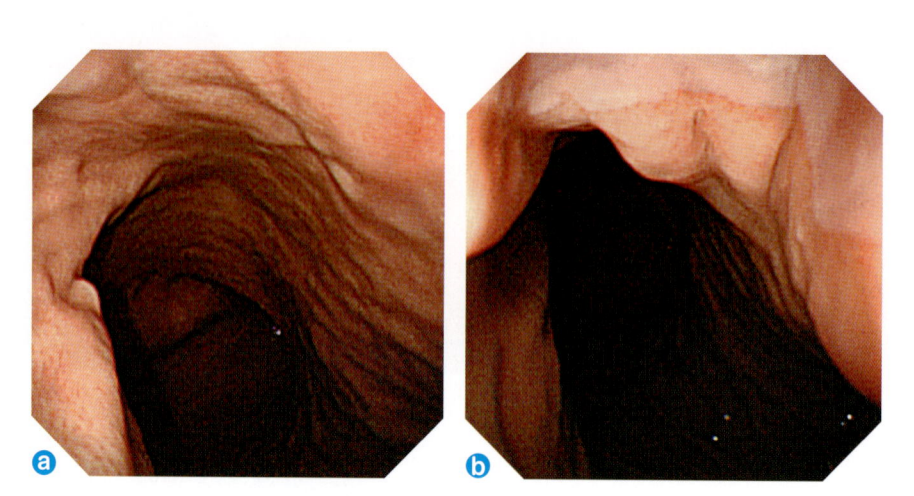

図11 噴門部〜食道胃接合部
a：噴門部小彎・後壁　b：食道胃接合部小彎

文　献

1) 長南明道：上部消化管―ルーチン撮影法．上部から下部へ順に．胃と腸 39：955-959, 2004
2) 丹羽寛文（監）：5. 挿入観察法．内視鏡診断のプロセスと疾患別内視鏡像，日本メディカルセンター，東京，2005
3) 三島利之ほか：胃癌に対する内視鏡スクリーニング―私はこうしている．胃と腸 43：1218-1220, 2008

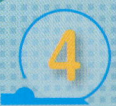

4 東京医科大学消化器内科での撮影法

A 口腔・咽頭・喉頭

　舌根部を刺激することで嘔吐反射を誘発させないように注意しながら口腔内・中咽頭から下咽頭・喉頭を観察していく．**喉頭は声門が開いた状態で観察できるとよい**．さらに左右の梨状窩を撮影する（図1）．

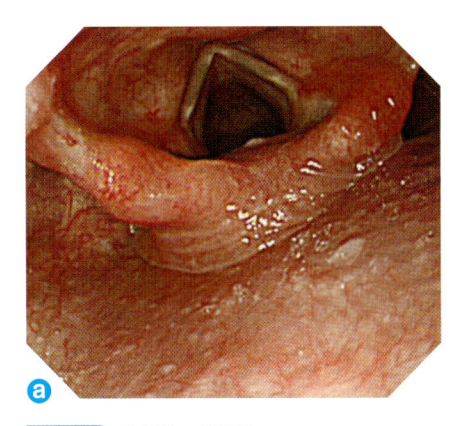

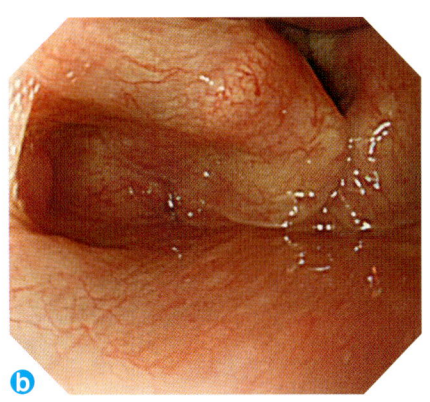

図1 咽頭・喉頭
a：声門　b：左梨状窩

B 食道

　食道入口部を通過したら，スコープを少し進めたところで（入口部で長く止まると嘔吐反射を惹起する）ガスコン水を注入し，粘液をきれいに除去する．そうすることにより，小さい病変の見落としを防ぐよう努める．**食道の観察時にランドマークとなる部位は，左主気管支圧排部，心臓圧排部および食道胃接合部や食道裂孔部であるため，撮影時には一部でもよいのでこれらを含めると部位の説明に根拠をもたせることができる**．

　食道は上部・中部・下部を撮影する．食道胃接合部は蠕動や屈曲の影響で観察しづらいこともあるが，深吸気で息止めをさせると展開しやすい．さらに食道はスコープ抜去時にも観察する（**挿入時または抜去時のどちらかは，image enhanced endoscopyで観察**）（図2）．

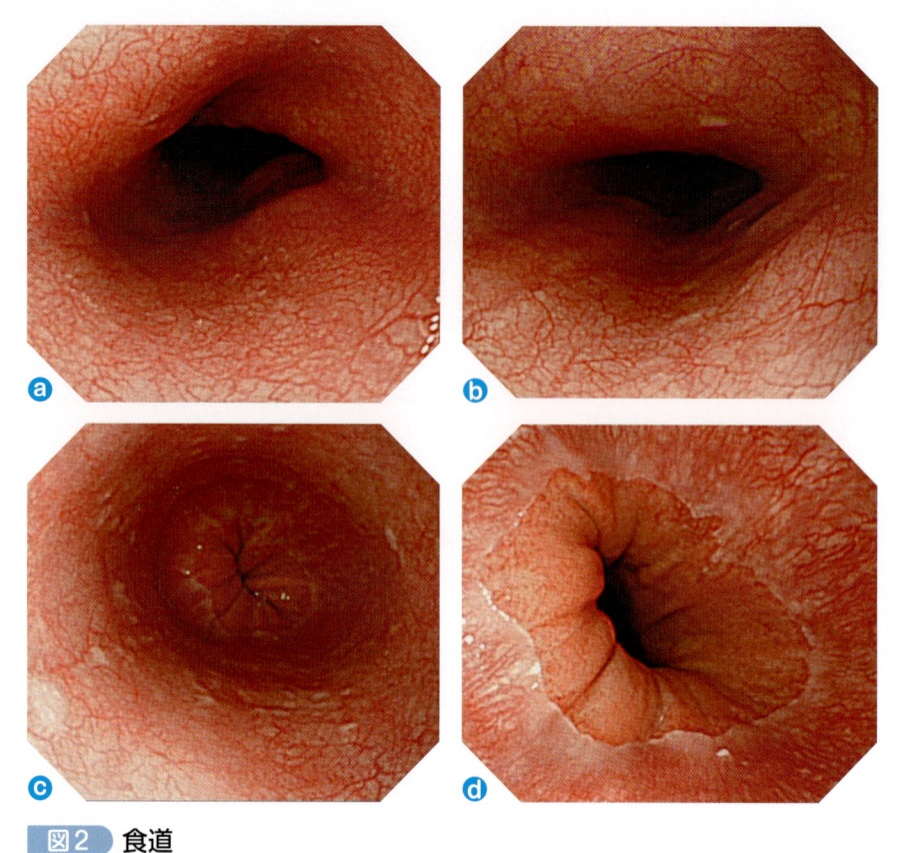

図2 食道
a：食道上部　b：食道中部　c：食道下部　d：食道胃接合部

C 胃①

　胃内にスコープを挿入したら，**空気量の少ない状態で胃体部〜前庭部大彎と胃体部後壁を観察する**．これは，①十二指腸にスコープを挿入してしまうと，胃粘膜とスコープが擦れて病変がわかりにくくなる，②過進展の状態では体部後壁が接線方向となり観察しづらくなる，③過進展の状態ではUL-Ⅱs程度の潰瘍瘢痕や4型胃癌が見落とされてしまうことがあるなどの理由からである．その後スコープを前庭部まで進め，幽門部〜幽門輪を撮影し，さらにスコープを十二指腸球部へ進める（図3）．

D 十二指腸

　球部は明らかな異常がなければ，前上壁・後下壁の2カット撮影する．その後スコープを上十二指腸角から下行部へと進める．下行部では十二指腸乳頭を画面の9〜10時方向に確認する．ときに見つけにくいこともあるが，**その際にスコープを無駄に出し入れし，雑なストレッチを行うと胃角部の胃粘膜とスコープが擦れて粘膜を傷つけてしまい，後で胃の観察をする際の妨げになってしまうので，ていねいに操作する**（図4）．

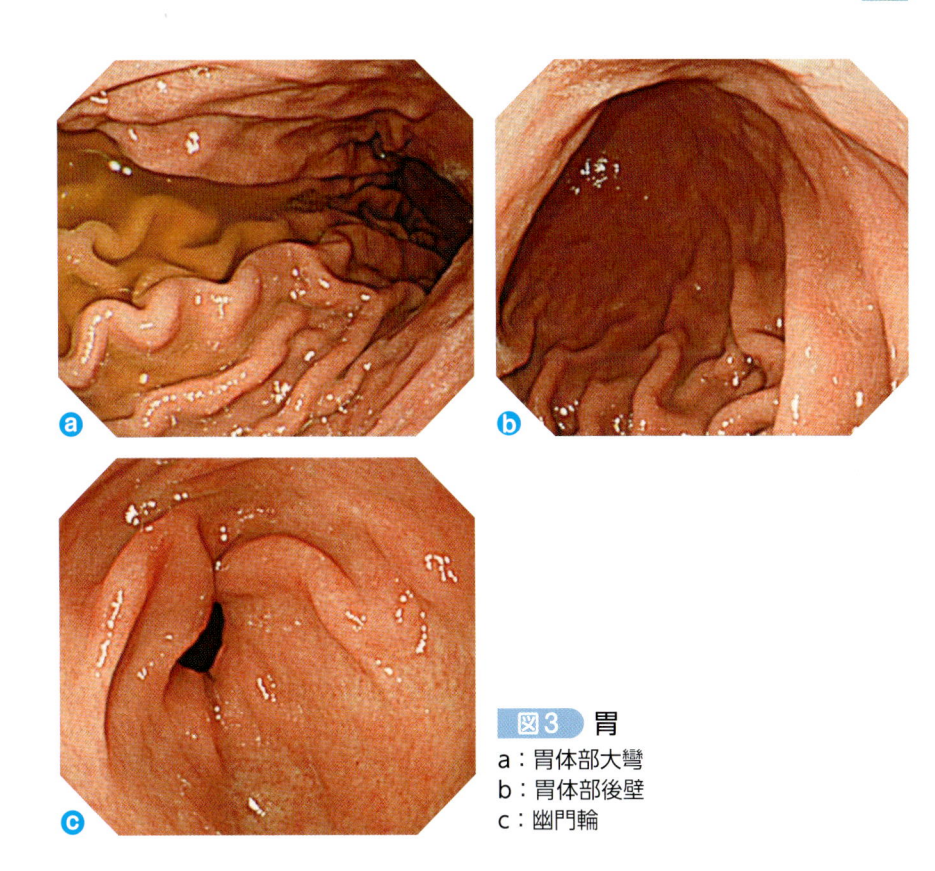

4. 東京医科大学消化器内科 での撮影法

図3 胃
a：胃体部大彎
b：胃体部後壁
c：幽門輪

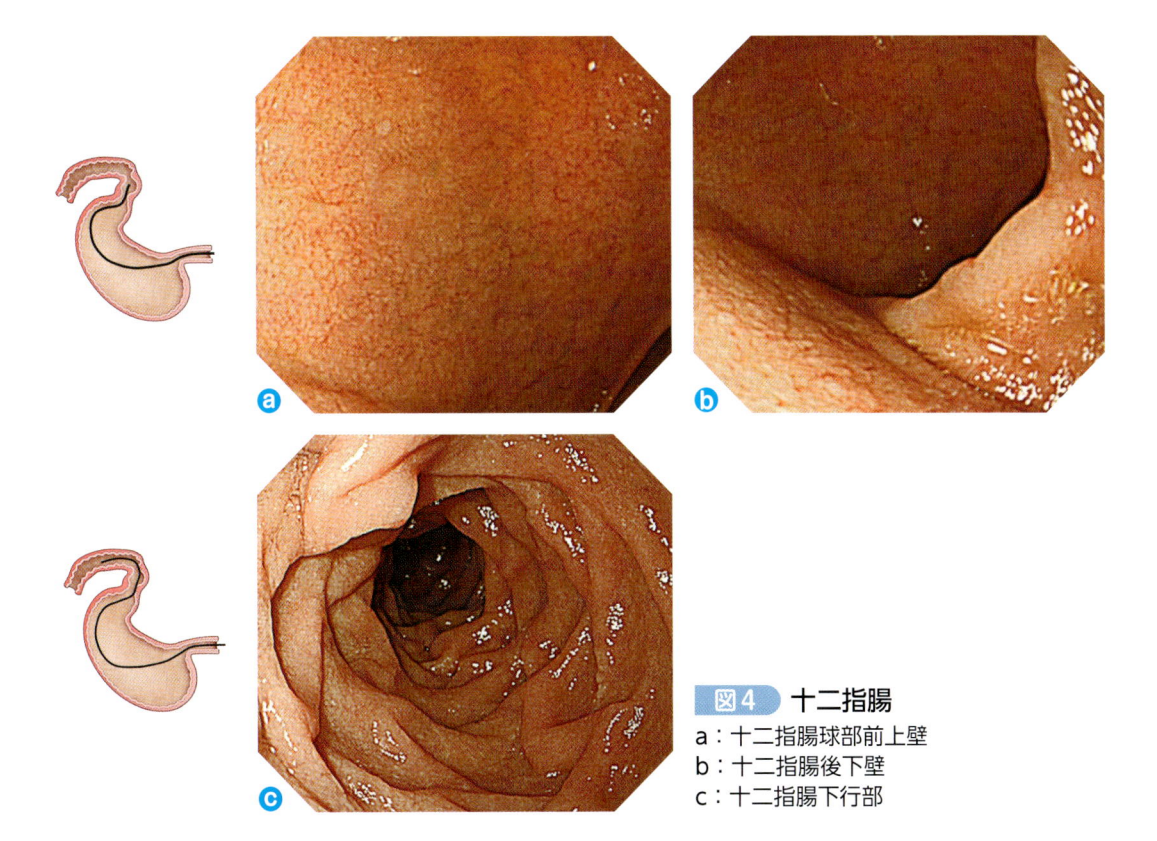

図4 十二指腸
a：十二指腸球部前上壁
b：十二指腸後下壁
c：十二指腸下行部

E 胃②

1 前庭部

　　スコープを胃内に戻したら，まず前庭部を撮影する．送気を適切に行いながら前庭部の小彎・前壁・大彎・後壁を順番に撮影する．観察はどこから始めてもいいし，時計回りでも反時計回りでも構わないが一連の流れでリズムよく行う．胃角部前庭部側小彎（胃角裏）は空気量が少ない時点，つまり**胃壁の伸展が不十分な状態での観察は困難であるので，見落としがちな場所であることを認識しておく必要がある**．この部位の観察をこの時点で十分に行うと，空気量が多くなりすぎ受診者の苦痛が増すので避けるほうが無難である（図5）．

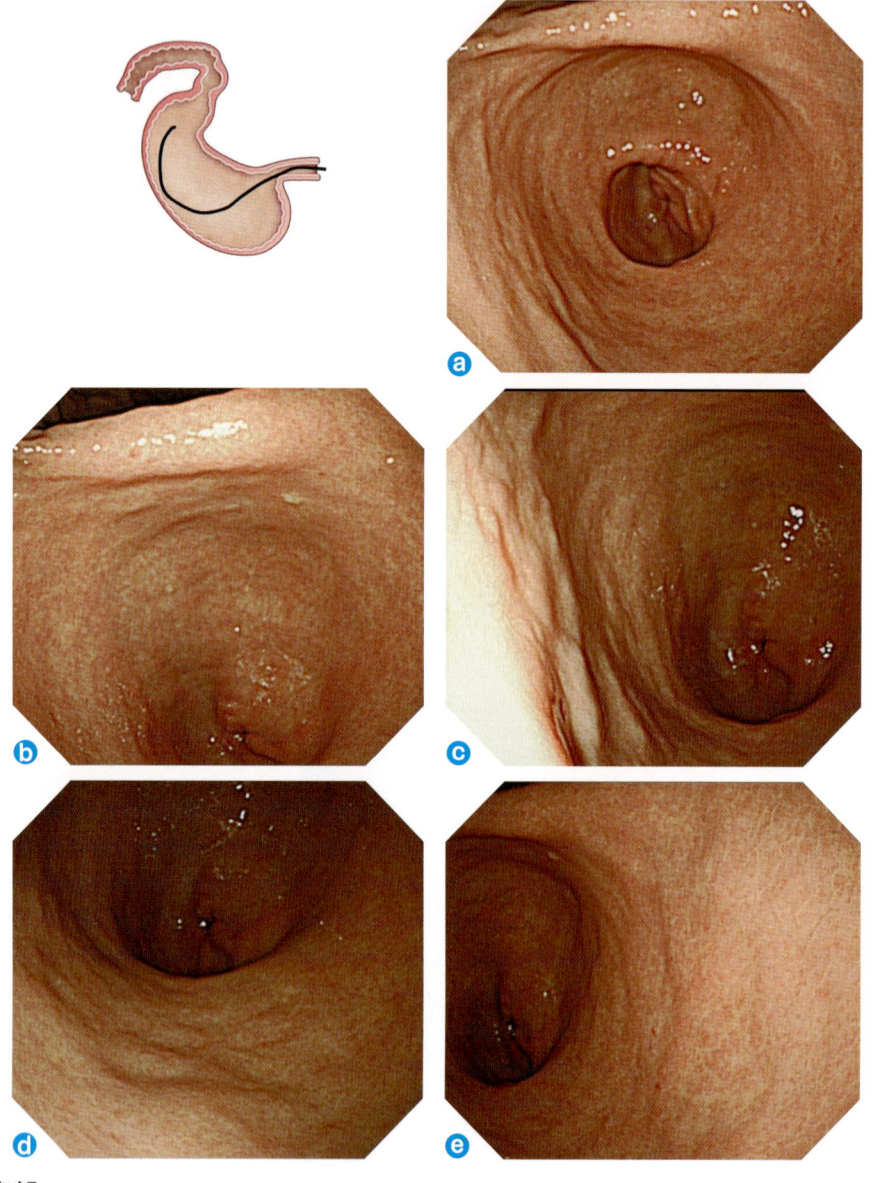

図5 前庭部
a：前庭部全周　b：前庭部小彎　c：前庭部前壁　d：前庭部大彎　e：前庭部後壁

2 胃角部

　前庭部を観察したら，スコープを抜去しながらアングル操作と左手の捻りを調整しながら胃角部小彎・前壁・大彎・後壁を順番に観察する．胃角との距離が取りづらく，正面視できないこともあるが，そのようなときは**少しだけスコープを抜去する，送気量を多めにする，深吸気の状態にする**などが有効である（図6）．

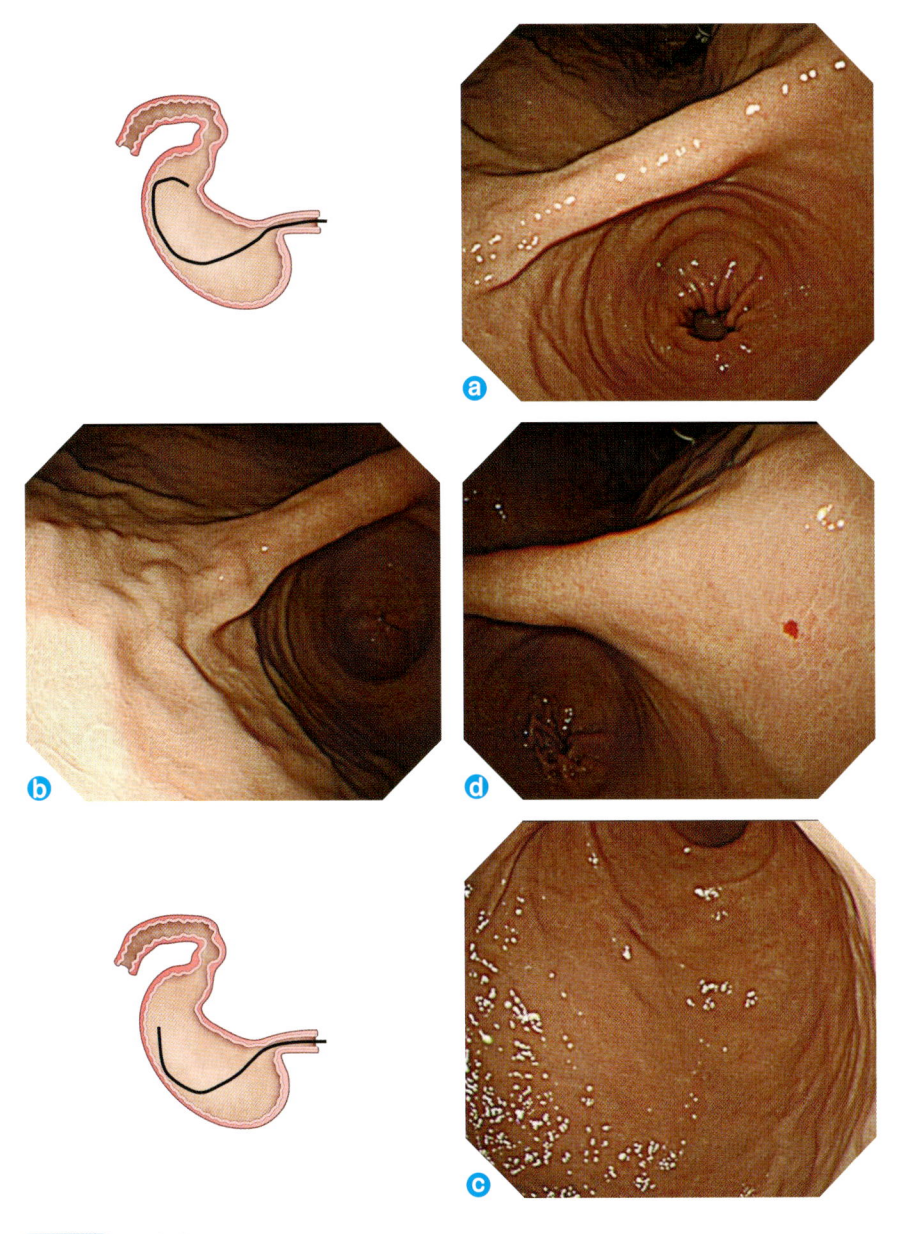

図6　胃角部
a：胃角部小彎　b：胃角部前壁　c：胃角部大彎　d：胃角部後壁

3 胃体部

　　胃角部から少しずつスコープを引き上げながら，胃体部の観察をまずは見下ろしで行う．胃体部は胃体下部・中部・上部の3部位それぞれを今までの観察と同様に小彎・前壁・大彎・後壁の4方向で撮影していく（図7）．

　　胃体部の展開が不十分なときは，ヒダの間が広がるまで送気量を増やすことで，ヒダの間に隠れた病変の見逃しを防ぐようにする．**ヒダが伸展しにくいということは大切な所見であり，4型胃癌を疑うべきである**．

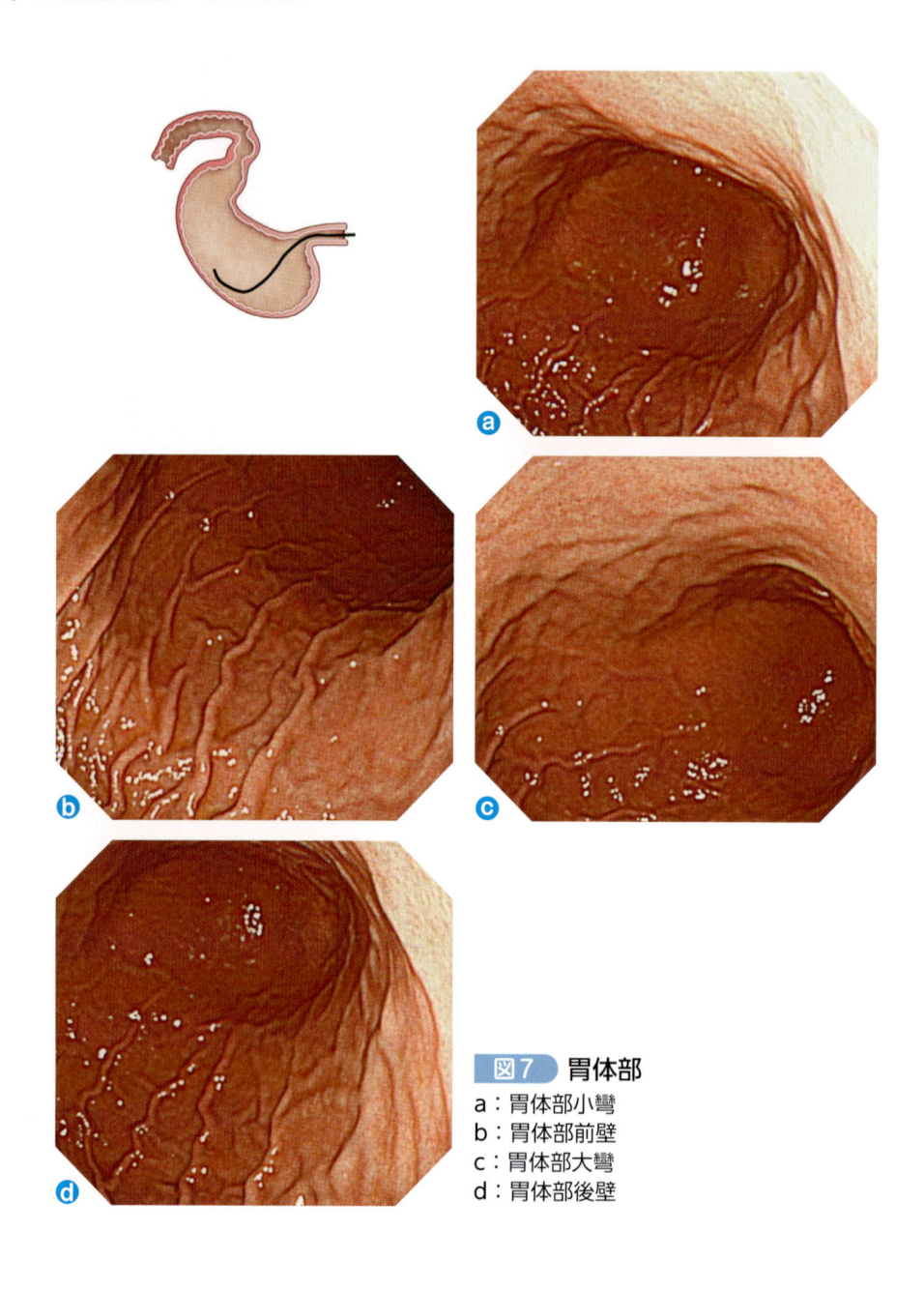

図7　**胃体部**
a：胃体部小彎
b：胃体部前壁
c：胃体部大彎
d：胃体部後壁

4 穹窿部から噴門部

　胃体上部の観察が終了する時点での空気量は相当な状態である．つまり，胃内腔が広がった状態であるので周囲の粘膜を損傷することなくスコープを反転させることができる．これをスコープの高位反転操作という．高位反転を行った後に少し空気量を調整して（多くの場合は脱気操作となる），穹窿部全体を遠景と近景で観察・撮影する．その際，前壁側および後壁側も観察する．スコープをJターンさせて噴門部直下の小彎側を観察する．この部位はスコープの影になり，みえづらい場所であるので左右アングルを使い注意して観察する必要がある（図8）．

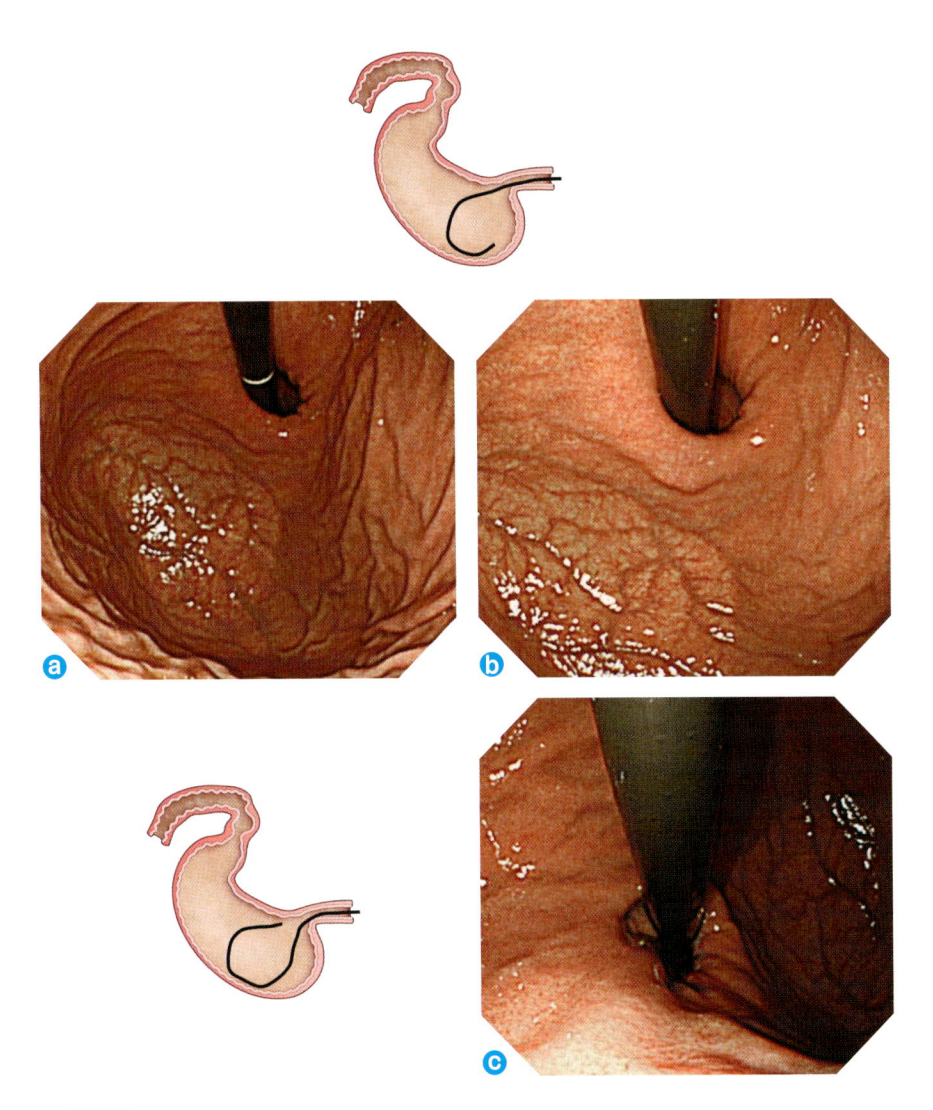

図8 穹窿部
a：穹窿部遠景　b：穹窿部近景　c：噴門部直下小彎側

5 胃体部小彎および後壁

噴門部小彎側を観察したら，Jターンのままスコープを押していき，噴門部から小彎と後壁を中心に胃体下部まで観察する．小彎と後壁が中心になるのは，これらの部位は見下ろしでは接線方向からの観察であり，凹凸の観察に比べて色調変化の観察に弱点があるためである．また，**見下ろし観察と見上げの観察で2度観察することで見落としが少なくなるというメリットもある**．最後に，観察の序盤では送気量が少なく伸展が十分ではなかった胃角部後壁と胃角裏の観察であるが，最終段階では空気量も多く胃壁の伸展も十分であることから容易に行うことができるので，忘れないようにしておく（図9）．

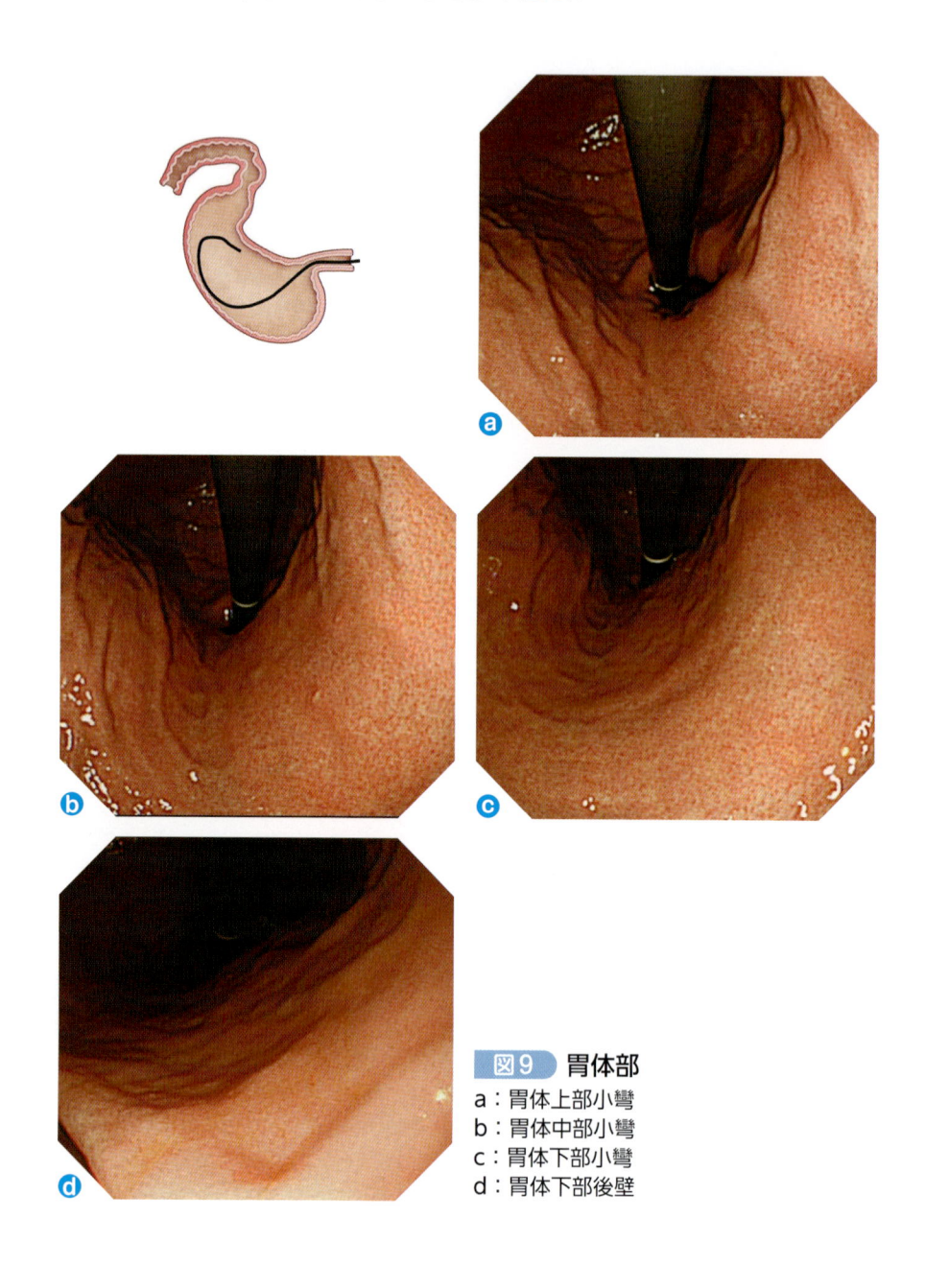

図9　胃体部
a：胃体上部小彎
b：胃体中部小彎
c：胃体下部小彎
d：胃体下部後壁

内視鏡診断における形態診断学は「胃癌の三角」を念頭に置いたうえで，①病変の有無を判断する存在診断，②病変の良性・悪性などを判断する質的診断，③病変の大きさや深達度（悪性の場合）を判断する量的診断，の3つの過程から成り立っている．その最初のステップである存在診断を見落としなく行うためには，ただ漠然と検査するのではなく，**悪性の可能性がどれほどであるか，どこが最も悪性の所見なのかなどを常に意識して検査に望むべきである**．すべての部位をくまなく観察するのはそれほど簡単ではない．また後日，カンファレンスなどで再検討することを考えると，存在部位診断の困難な写真をいくら撮っても意味はなく，**見直したときや他院への紹介時に誰もが病変の部位や状態を把握できるような撮影を心がけなければならない**．

文　献

1) 角川康夫ほか：胃癌に対する内視鏡スクリーニング—私はこうしている．胃と腸 43：1225-1229, 2008
2) 濱中久尚ほか：見落としのないスクリーニング内視鏡．消内視鏡 15：501-508, 2003
3) 後藤田卓志ほか：内視鏡的に良性と診断され生検で確診された早期胃癌の特徴　特に慢性胃炎と鑑別困難な早期胃癌について．胃と腸 34：1495-1503, 1999

5 経鼻内視鏡での観察

　細径経鼻内視鏡を始める際に通常経口内視鏡の経験がない医師はほとんど皆無と思われるので，今回は通常経口内視鏡を行っている医師が経鼻内視鏡を初心者として行う際の観察に関するポイントを中心に述べる．

　細径経鼻内視鏡における診断においては，①近接観察，②画像強調観察，③時間をかける，が基本である．もちろん前処置として消泡薬，蛋白分解酵素製剤の併用（東京医科大学病院ではpronaseで行っている），さらに，**食道・胃内の粘液・泡を十分洗い落とすことは経口内視鏡と同様に重要である**．

A　鼻腔・咽頭・喉頭領域

　挿入方法は，「Ⅲ-2. 経鼻内視鏡」を参照いただきたい．スコープを挿入したら鼻腔，上・中・下咽頭および喉頭・声帯を観察し，病変があれば撮影する．たとえば図1a（矢印）は，左鼻腔内鼻茸である．鼻茸はそのまま挿入して問題ないが，**鼻閉の原因になるため挿入時に撮影し，耳鼻科にコンサルトすべきである**．図1b（矢印）は上咽頭の慢性肉芽腫である．このような病変を撮影し，適時耳鼻科医にコンサルトすべきである．

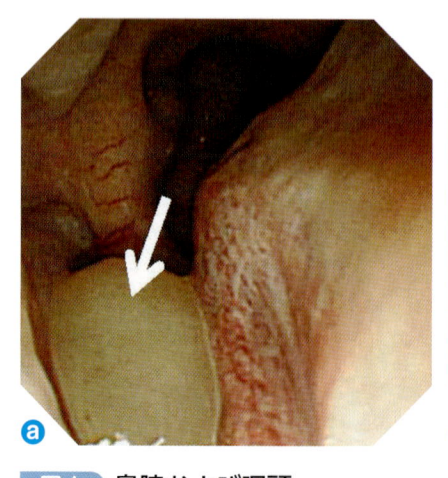

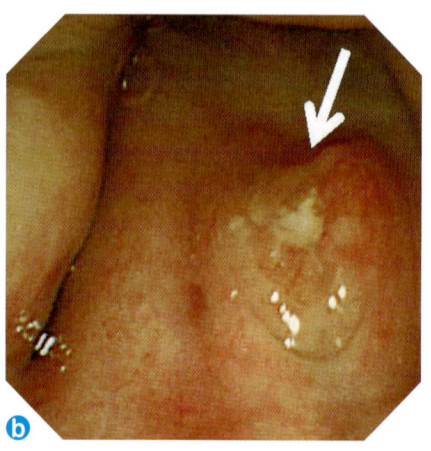

図1　鼻腔および咽頭

B 食道

挿入方法は同様に「Ⅲ-2. 経鼻内視鏡」を参照いただきたい．細径スコープのシャフト反発力が低いため（いわゆる"コシ"がない），スコープを管腔の中心に保ちにくい．ゆっくりとスコープを進め，管腔の中心になるように上下・左右アングルの操作が必要となる．スコープを食道に挿入したら，経口内視鏡と同様に食道上部（図2a），食道中部（図2b），食道胃接合部（図2c）を基本として撮影する．経鼻挿入の場合，患者は嚥下可能なため，嚥下に伴う蠕動運動が経口内視鏡に比べ多い．蠕動収縮時は，内視鏡画像がさらに悪くなるため，可能な限り唾液を吐き出すようにさせて，蠕動消失を待ってから観察する．さらに通常径経口内視鏡と比較すると粘膜の血管透見像の観察能がやや劣るため，**可能な限りNBIなどの画像処理観察を行うとともに，血管透見像などの異常があれば，積極的にヨードによる色素散布を併用することが重要である．**筆者らは細径経鼻内視鏡において，この非拡大NBI併用観察の食道病変における有用性を検討した．5mm以上のヨード不染を呈する食道病変（食道癌2例を含む）の視認性は，白色光観察（WL）のみの感度・特異度は25.4%・98.1%であったのに対して，NBI併用観察では，58.8%・96.3%と有意にNBI併用観察が高い結果であった[1]．

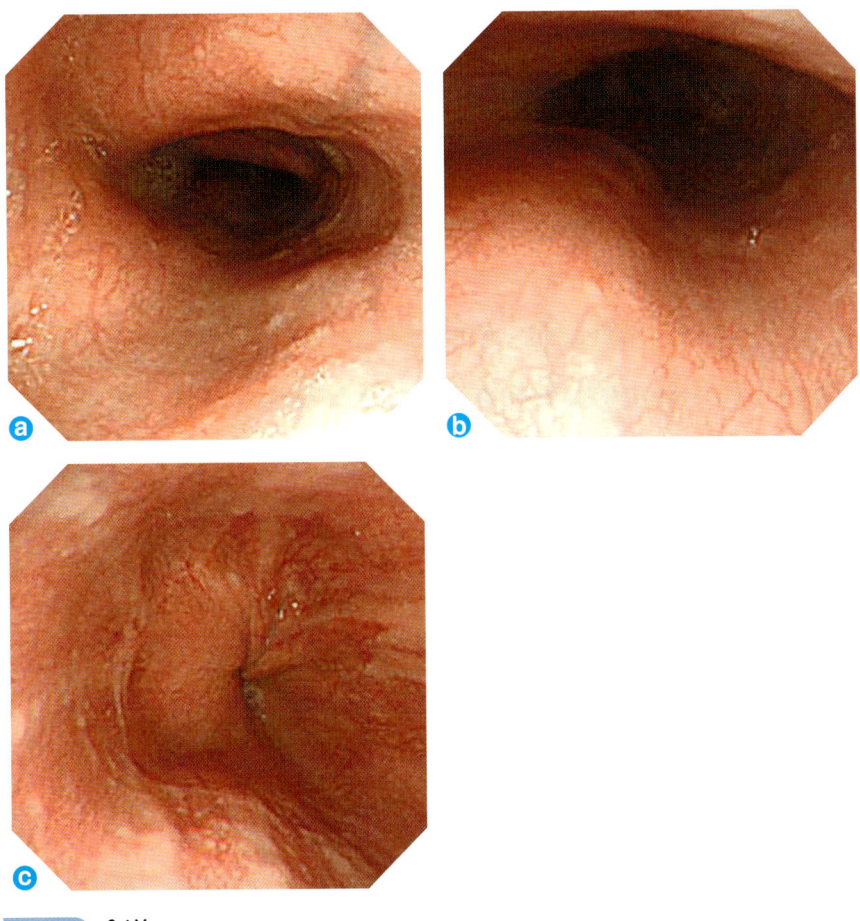

図2 食道
a：食道上部　b：食道中部　c：食道胃接合部

C 胃

　通常の経口内視鏡で行う観察・撮影方法に準じて行うため，経口の観察・撮影については，第Ⅳ章1〜4項を参照されたい．**細径（経鼻）内視鏡では，経口内視鏡に比べ，観察しにくい部位がある．それは前庭部小彎および胃角小彎である**．前述したように従来径スコープに比べ，細径スコープのシャフトの反発力が少ない（いわゆる"コシ"がない）ため，胃角から前庭部の観察の際に胃が伸展されない．胃角部から前庭部において大彎と小彎の距離が短く，粘膜面とスコープの距離が保てないことが理由であると思われる（図3）．さらに，**従来の経口スコープでも観察しづらい胃角部後壁，胃体上部前壁はより慎重に観察すべきである**．
　スコープを胃内に挿入したら胃液および胃内の空気を吸引しながら前庭部まで進めていく．細径スコープは従来径経口スコープのように胃を進展させた状態で進めると胃内で軸が

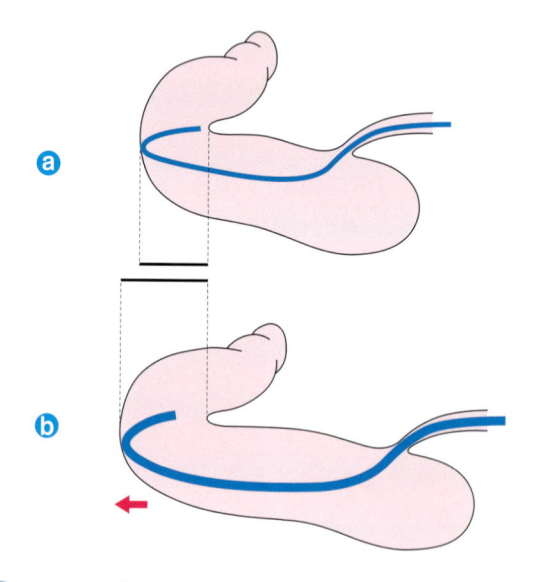

図3 スコープによる胃の伸展に伴う内視鏡の見え方の差
　a：細径スコープ　b：従来径スコープ

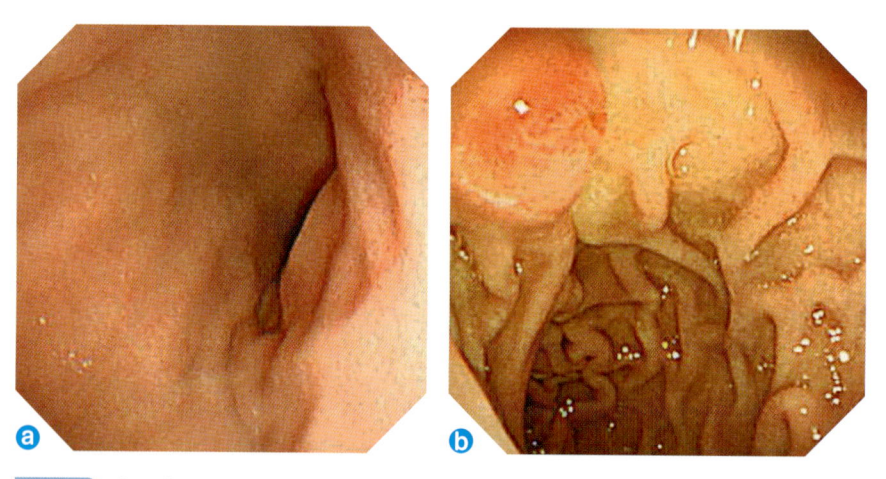

図4 十二指腸
　a：十二指腸球部　b：十二指腸下行部

ずれて挿入されてしまい，**十二指腸球部に挿入しにくいということがある**．撮影は，幽門挿入前より開始するが，前庭部，幽門部を観察し，球部，下行部とスコープを進め十二指腸乳頭が観察できれば撮影する（図4）．胃内に戻り，十分に送気しながら，前庭部の小彎，前壁，大彎，後壁の順に撮影する（図5）．胃角部は，小彎，前壁，後壁を撮影（図6），その後，後壁側を中心に胃体下部小彎中心にJターンにて胃体中部，上部とスコープを引き上げながら，観察・撮影する（図7）．穹窿部・噴門部では胃液を十分吸引する（図8矢印）とともに近接・遠望にて観察・撮影する（図8）．前壁を中心に胃体上部からスコープを胃体中部，下部と見上げの観察・撮影（図9）をしながらスコープをプッシュし，胃角まできたらJターンを解除する．次いで前庭部大彎から見下ろし，撮影を順次行っていく．胃角対側大彎，胃体下部から上部まで前壁，大彎，後壁，小彎とローテーションしながら観察・撮影する（図10, 11）．この際，特に胃体上部後壁（図11b）は一般に「棚」と呼ばれ，解剖学的に胃が背側に屈曲していたり，胃

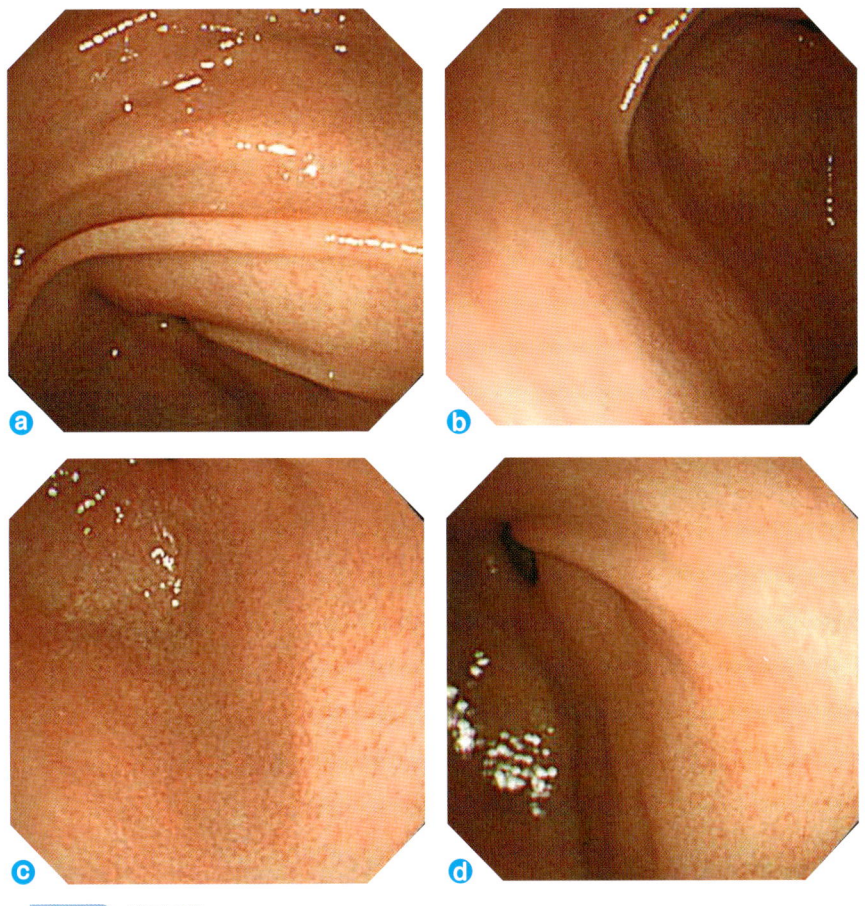

図5 前庭部
a：前庭部小彎　b：前庭部前壁　c：前庭部大彎　d：前庭部後壁

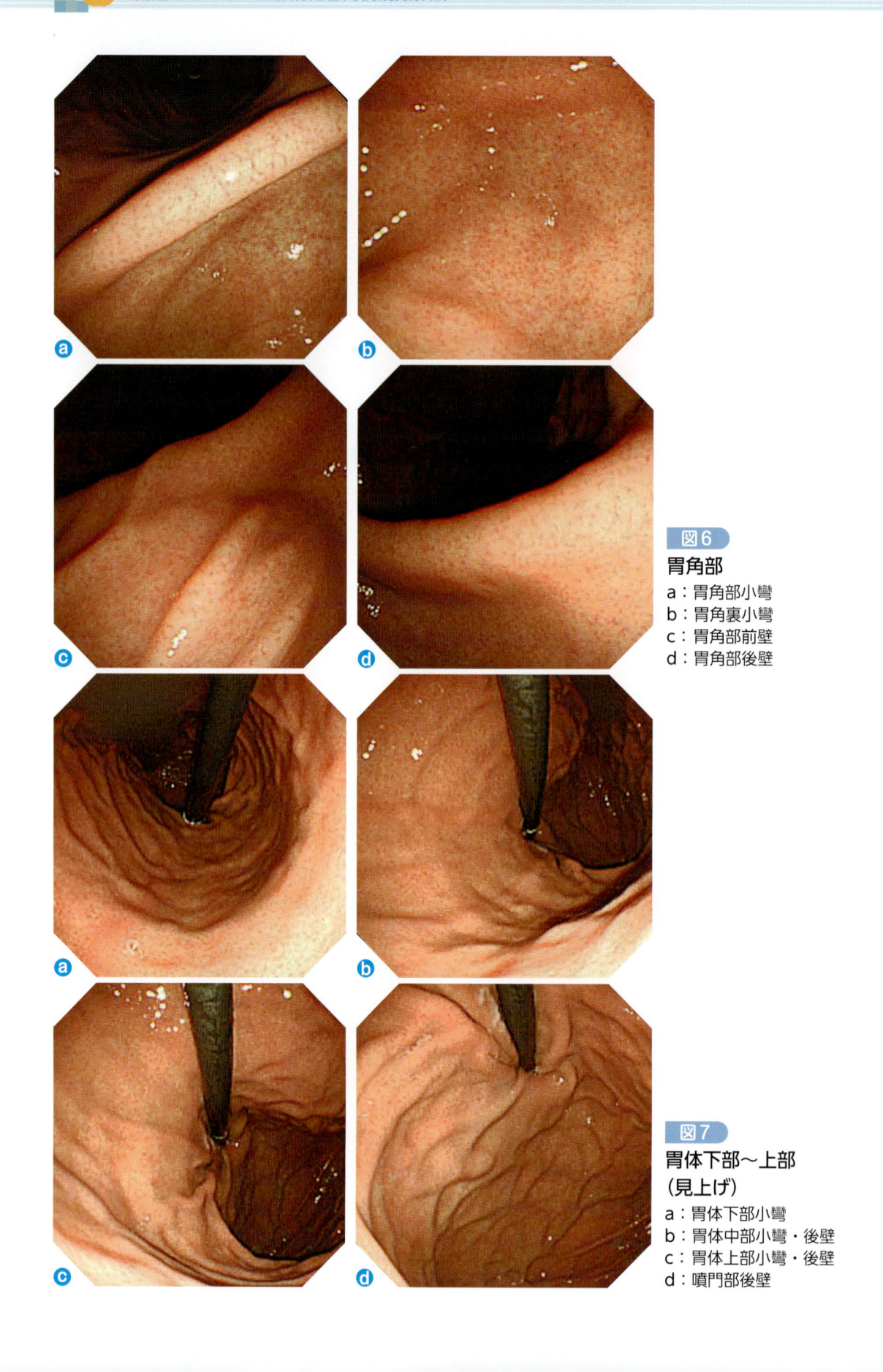

68 Ⅳ 見落としのない上部消化管内視鏡撮影法

図6
胃角部
a：胃角部小彎
b：胃角裏小彎
c：胃角部前壁
d：胃角部後壁

図7
胃体下部～上部
（見上げ）
a：胃体下部小彎
b：胃体中部小彎・後壁
c：胃体上部小彎・後壁
d：噴門部後壁

5. 経鼻内視鏡での観察

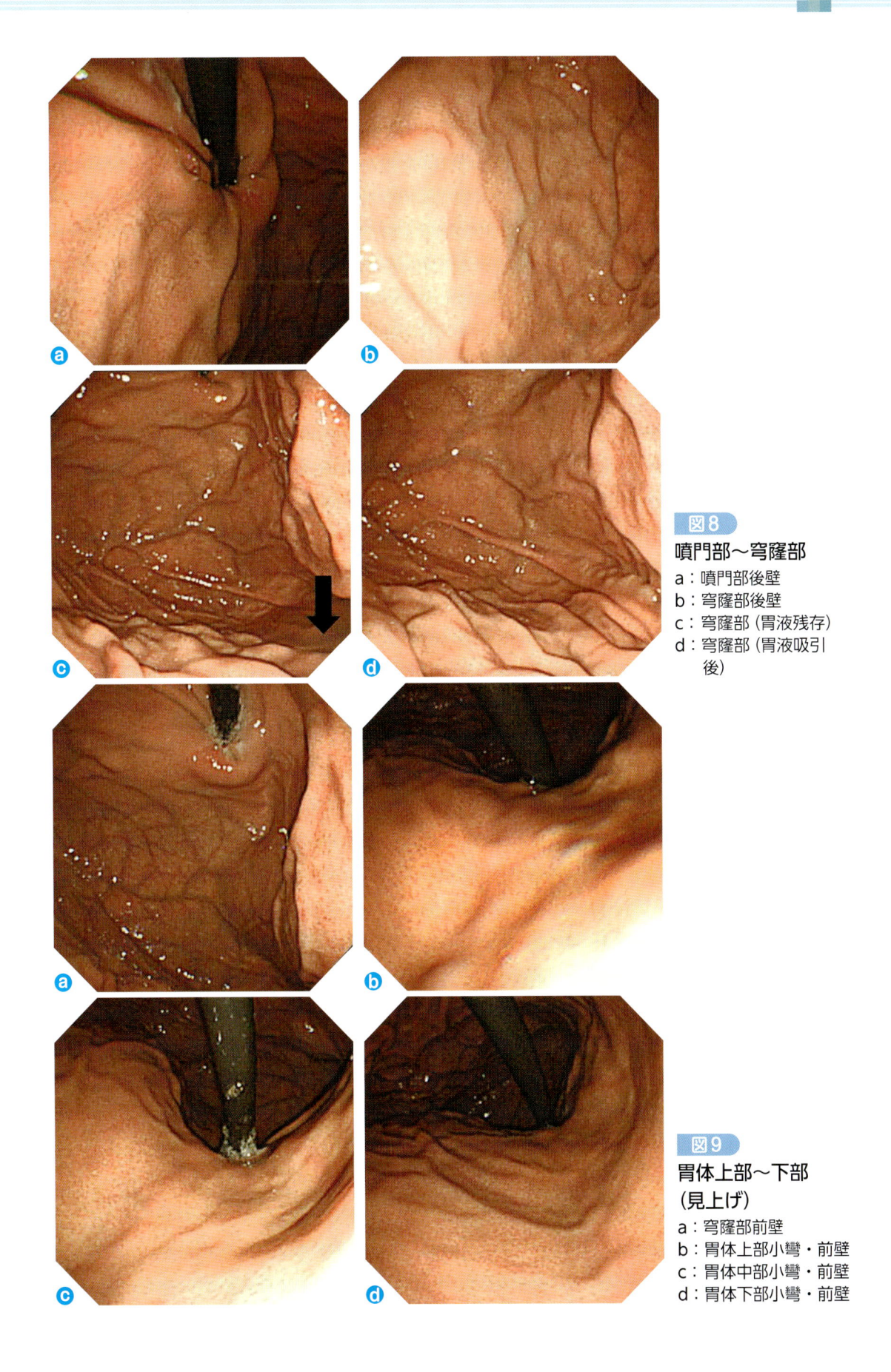

図8
噴門部〜穹窿部

a：噴門部後壁
b：穹窿部後壁
c：穹窿部（胃液残存）
d：穹窿部（胃液吸引後）

図9
胃体上部〜下部
（見上げ）

a：穹窿部前壁
b：胃体上部小彎・前壁
c：胃体中部小彎・前壁
d：胃体下部小彎・前壁

体上部前壁（図11c）は接線となったり観察しづらい部位であるため，ていねいにゆっくり観察する．さらに胃体上部大彎はヒダの間に病変が隠されてしまう可能性もあり，十分伸展するまで送気して観察・撮影する（図11d）．

　細径スコープでは，経口従来径スコープに比べると**胃内の観察能力は明らかに劣っている**，細径内視鏡と高解像度経口内視鏡による胃腫瘍の診断において，診断感度は細径経鼻内視鏡は58.5％に対して，経口内視鏡では78％と有意に劣ると近年報告された[2]．実際の症例を呈示する．早期胃癌症例（0-IIc, tub1, 13 x 8 mm, M, UL (-), ly0, v0）において細径経鼻内視鏡と通常径経口内視鏡の画像を比較した（図12）．上段の白色光観察／下段のインジゴカルミン色素観察いずれにおいても，病変のわずかに不正な隆起性変化，陥凹部の粘膜の変化は経口内視鏡が経鼻内視鏡に比べ明らかに視認性は高い．しかし色素観察を併用すれば，経鼻内視鏡でも十分に病変を視認することは可能である．

　細径スコープは，**径が細いため光量が少ない**．したがって，遠望観察が暗い画像になる．実際の症例を提示する．56歳，男性，胃角部大彎（0-IIa, tub1, 15 x 10 mm, M, UL (-), ly0, v0）である．遠望観察（図13a）ではかなり暗く，病変もはっきりしない．近接観察（図13b）にて発赤を伴うフラットな隆起性病変を視認可能となった．さらにインジゴカルミンによる観察（図13c）を行うと病変の境界および粘膜変化がきれいに描出された．従来径の内

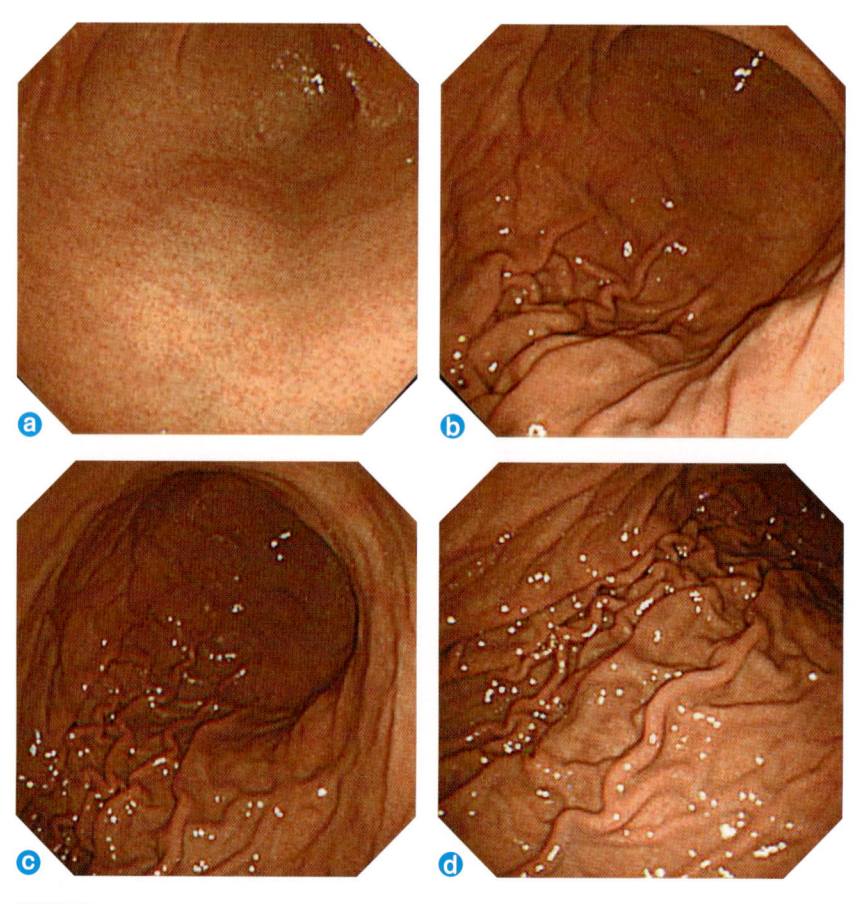

図10 前庭部〜胃体部（見下ろし）
　　　a：前庭部大彎　b：胃体下部大彎　c：胃体中部大彎　d：胃体上部大彎

5. 経鼻内視鏡での観察

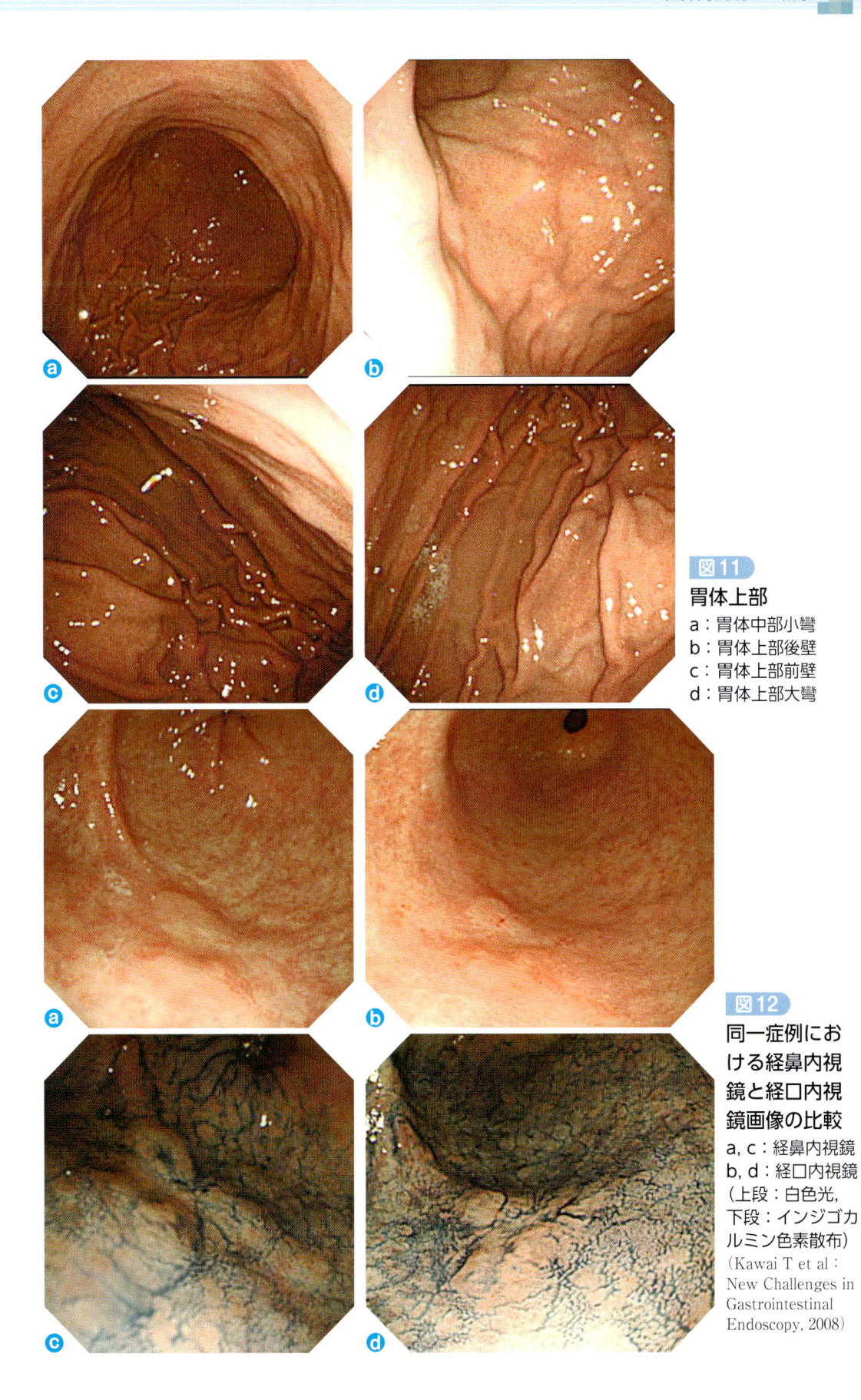

図11
胃体上部
a：胃体中部小彎
b：胃体上部後壁
c：胃体上部前壁
d：胃体上部大彎

図12
同一症例における経鼻内視鏡と経口内視鏡画像の比較
a, c：経鼻内視鏡
b, d：経口内視鏡
（上段：白色光，下段：インジゴカルミン色素散布）
（Kawai T et al：New Challenges in Gastrointestinal Endoscopy, 2008）

視鏡と比較すると，光量も少なく，粘膜面の変化のピントが甘いため，近接にて観察すること，**さらに少しでも粘膜面の異常があれば，ただちにインジゴカルミンによる色素内視鏡を併用するべきである**．

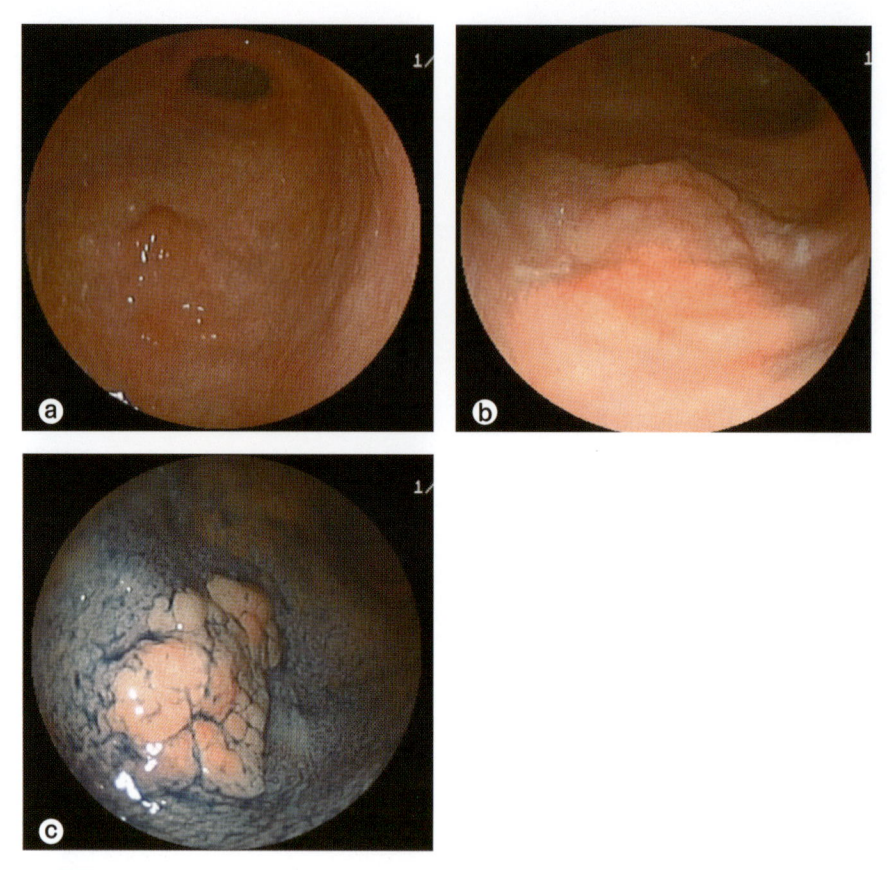

図13 遠望・近接・色素の内視鏡像の比較
a：遠望観察　b：近接観察　c：色素内視鏡（インジゴカルミン）

文　献

1) Kawai T et al：Narrow-band imaging on screening of esophageal lesions using an ultrathin transnasal endoscopy. J Gastoroenterol Hepatol 27（Suppl 3）：34-39, 2012
2) Toyoizumi H et al：Ultrathin endoscopy versus high-resolution endoscopy for diagnosing superficial gastric neoplasia. Gastrointet Endosc 70：240-245, 2009

V

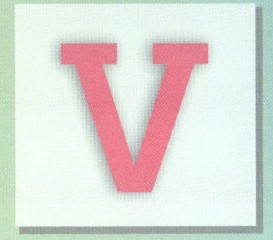

鑑別診断の進め方

1 咽頭・喉頭の病変

A 咽頭・喉頭観察のポイント

　初心者は食道への挿入に難渋することが多く，咽喉頭の詳細な観察はなかなかむずかしい場合も多い．咽喉頭における観察の最も重要なポイントは，「**明らかな咽頭癌・喉頭癌を見落とさないこと**」である．それには，咽頭・喉頭癌のハイリスクグループを認識し，好発部位について理解しておく必要がある．

1 咽頭・喉頭癌のハイリスクグループ

　咽頭・喉頭癌の代表的な危険因子は**飲酒・喫煙**である[1]．さらに50歳以上の男性，食道・頭頸部癌の既往，食道のヨードまだら不染を有する患者もハイリスク患者であり[2]，これらの患者における咽喉頭の観察には細心の注意を払わなくてはならない．詳細な観察法は第Ⅳ章に譲るが，これらの患者における咽喉頭の観察に自信がなければ，上級医に観察を依頼することも重要である．

2 咽頭・喉頭癌の好発部位

　日本頭頸部癌学会による咽頭・喉頭癌の集計によると[3]，1988～2003年に登録された咽頭癌（中下咽頭癌）・喉頭癌全9,258例のうち，頻度が高いのは**声門癌**（3,368例，36.4%），**梨状陥凹癌**（1,717例，18.5%），**声門上癌**（1,507例，16.3%）であった．ハイリスク患者においてはもちろんのこと，危険因子をまったく満たさない患者においても，左右の梨状陥凹と声門・声門上部は最低限観察することが重要である．

B 咽頭病変

1 咽頭癌（図1, 2）

　図1は右梨状陥凹癌である．右梨状陥凹に粗大顆粒状隆起の集簇を認める（図1a）．咽頭癌は隆起しているものが多く，このように粗大隆起をつくる病変は上皮下に深く浸潤していることが多い．白色光ではわかりにくいが，NBI観察では後壁正中までドット状の異型血管が観察され，Ⅱb進展を伴っていることがわかる（図1b）．

　図2は右梨状陥凹の上皮内癌である．白色光ではわかりにくいが（図2a），NBI観察では茶色いbrownish areaとして認識可能である（図2b）．このように凹凸のない平坦な病変では上皮内ないし上皮下のわずかな浸潤にとどまることが多く，最近では内視鏡治療が行われる．

1. 咽頭・喉頭の病変　75

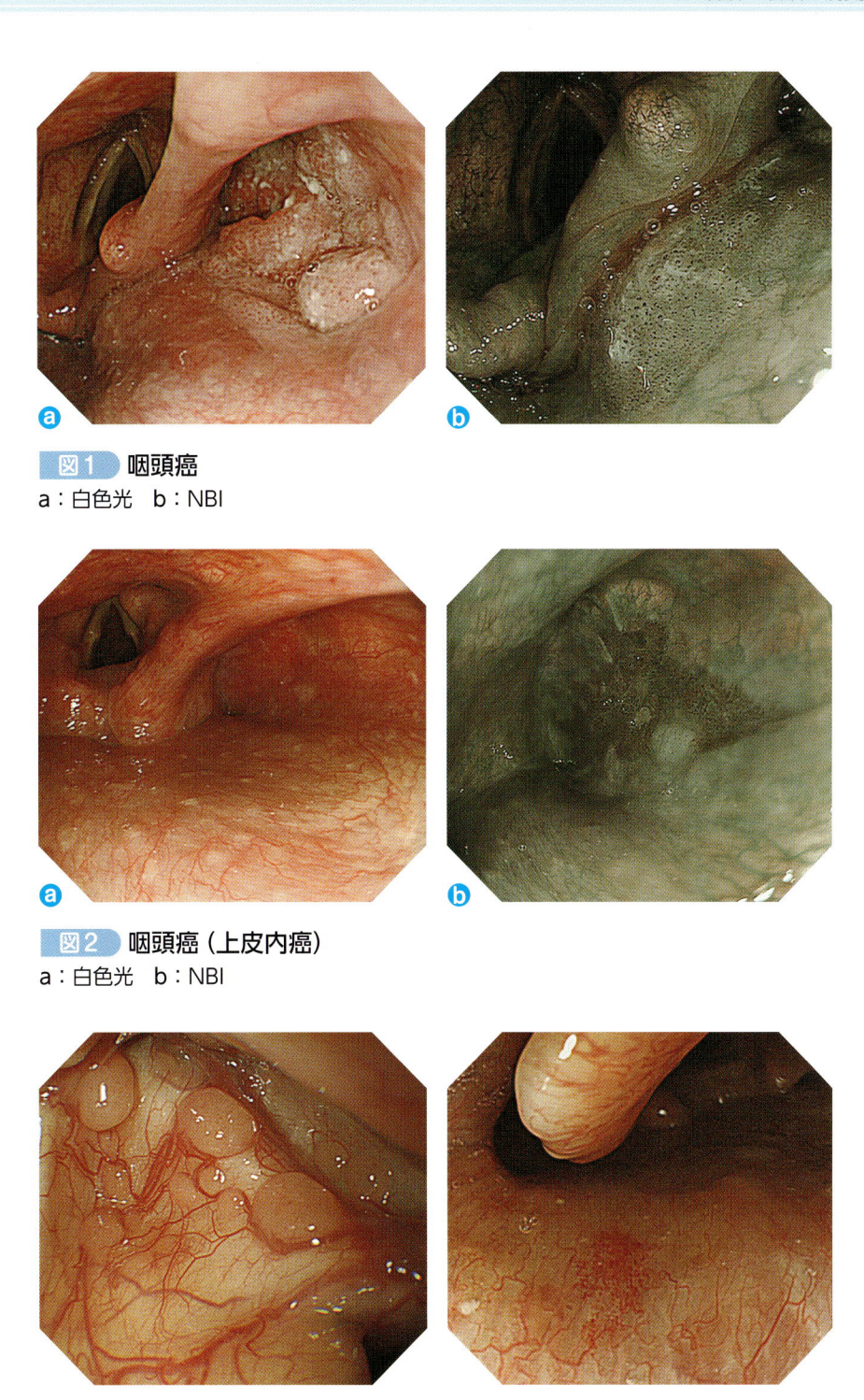

図1 咽頭癌
a：白色光　b：NBI

図2 咽頭癌（上皮内癌）
a：白色光　b：NBI

図3 リンパ濾胞

図4 血管拡張症

2 リンパ濾胞（図3）

　喉頭蓋谷底に白色調の小隆起を多数認める．中咽頭後壁や梨状陥凹などにも多く認められ，多発していることと特徴的な内視鏡所見から腫瘍性病変との鑑別は容易である．治療は必要ない．

3 血管拡張症（図4）

中咽頭後壁に発赤調の平坦病変を認める．よくみると拡張した血管の集合であり，領域性に乏しいことから腫瘍性病変との鑑別が可能である．経過観察で構わない．

4 乳頭腫（図5）

中咽頭上壁，口蓋垂のわきに白色調の乳頭状構造を伴う隆起性病変を認める（図5a）．乳頭腫（パピローマ）は扁平上皮が過形成性に乳頭状発育したもので，本症例のように特徴的な乳頭状構造をとるものは癌との鑑別が容易であるが，咽頭の場合は扁平隆起状の構造をとるものもみられ（図5b），癌との鑑別が困難な症例も存在する．そのような症例に関しては適宜生検で鑑別を行うことが望ましい．乳頭腫であれば経過観察可能である．

5 頸椎前縦靱帯骨化症（図6）

中下咽頭後壁の壁外圧排性病変として認識される（図6a）．頸椎X線側面像（図6b）にて前

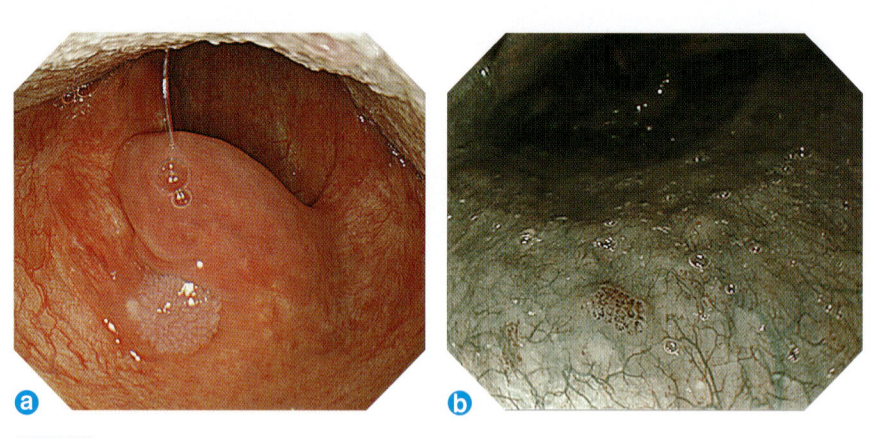

図5　乳頭腫
a：白色光　b：NBI（aとは別病変．中咽頭後壁）

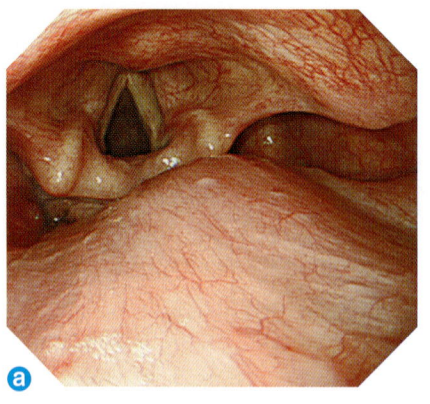

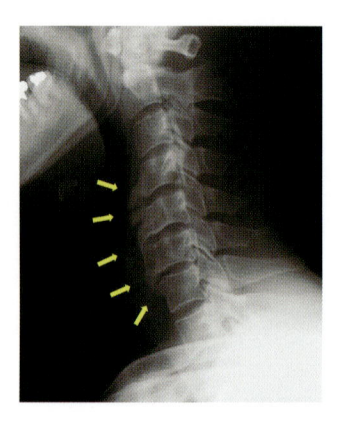

図6　頸椎前縦靱帯骨化症
a：白色光　b：頸椎X線側面像

（岩谷勇吾 ほか：Gastroenterol Endosc 52：1677, 2010）

縦靱帯の骨化に伴う骨性隆起（矢印）を確認できれば診断可能である．基本的には経過観察だが，嗄声や嚥下障害などの症状を有する場合には整形外科的治療が行われることもある[4]．

C 喉頭病変

1 喉頭癌（図7）

右声帯に白色腫瘤性病変を認める．喉頭癌（声門癌）である．喉頭観察のポイントは**声帯の左右差に着目する**ことである．受診者に吸気をしてもらうことで声門は開大し，観察が容易となる．また，NBIのみでは光量に乏しく声門部の観察がむずかしい場合もあるので，白色光の観察も適宜加えることが重要である．

2 声帯白板症（図8）

白色光では若干わかりにくいが，NBIでは左声帯の白色病変として認識される．上皮の角化に伴う変化であるが，上皮内に異型細胞を混じる場合もあり，臨床的に前癌病変として扱う必要がある．耳鼻科への紹介が必須である．

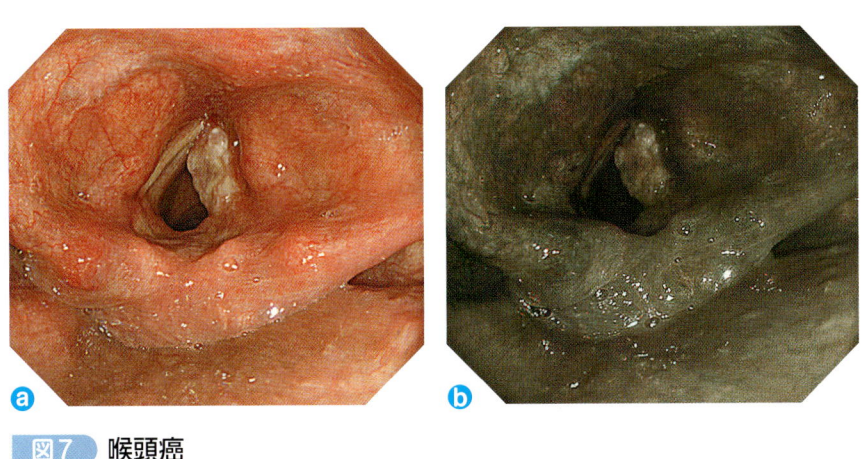

図7 喉頭癌
a：白色光　b：NBI

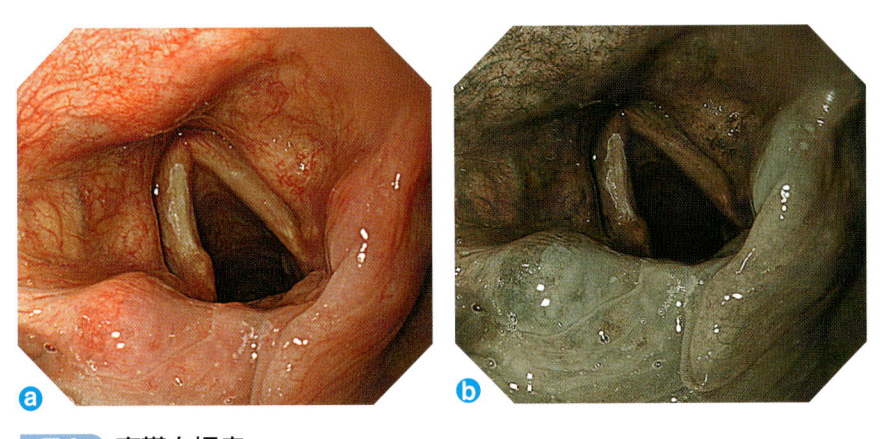

図8 声帯白板症
a：白色光　b：NBI

3 声帯ポリープ（図9）

右声帯に周囲と同色調の隆起性病変を認める．声の酷使により発生するとされ，嗄声をきたすことがある．内視鏡のみでは良性・悪性の鑑別は困難であり，耳鼻科に紹介することが望ましい．

4 喉頭（蓋）嚢胞（図10）

喉頭蓋谷底に白色調の隆起性病変を認める．表面にはやや拡張した血管が観察される．特に自覚症状がなければ経過観察可能だが，大きくなると呼吸困難や嚥下障害をきたすことがあり，治療の適応となる．

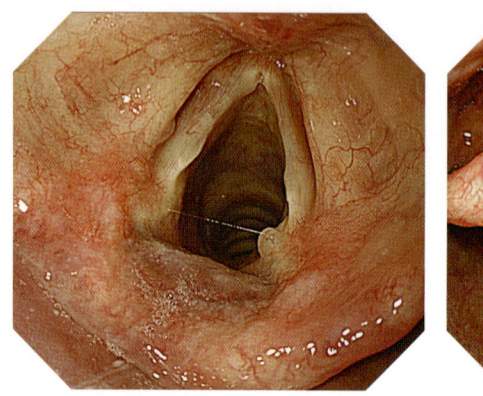

図9 声帯ポリープ　　図10 喉頭（蓋）嚢胞

文献

1) Blot WJ et al：Smoking and drinking in relation to oral and pharyngeal cancer. Cancer Res 48：3282-3287, 1988
2) 横山 顕ほか：【中・下咽頭表在癌の診断と治療】中・下咽頭領域の表在癌の危険因子　アルコール依存症男性の内視鏡検診に基づく症例対照研究．胃と腸 45：180-189, 2010
3) 日本頭頸部癌学会（編）：頭頸部癌取扱い規約，第5版，金原出版，東京，2012
4) 岩谷勇吾ほか：上部消化管内視鏡検査が発見の契機となった嚥下障害を伴う頸椎前縦靱帯骨化症の1例．Gastroenterol Endosc 52：1677-1683, 2010

2 食道の病変

　正常食道粘膜は，表面平滑で光沢と透明感を有し，樹枝状血管網が観察できる．また，食道入口部と食道下端の括約筋部には柵状血管が観察される．ヨード染色では，均一な褐色調変化として認識される．これを理解したうえで，食道病変を隆起，陥凹，平坦の3つに大別し，鑑別診断を進めていくことが重要である．

A 隆起性病変

　隆起性病変は，隆起表面の上皮性変化（色調や表面性状の変化など）の有無により，上皮性または非上皮性病変に分類される（図1）．

1 上皮性病変

　隆起の表面は周囲と比べ，色調変化（発赤，白濁など）や性状の変化（顆粒状，無構造など）を伴う．ヨード不染を伴う場合は，悪性腫瘍を疑う．悪性腫瘍は扁平上皮癌の頻度が高い．

a 扁平上皮癌

①1型食道癌（図2）：食道下部に**限局性**の丈の高い隆起性病変を認める．表面は大小不同の結節集簇様で白苔の付着がある．隆起周囲には発赤顆粒状変化があり，上皮内伸展の所見である．

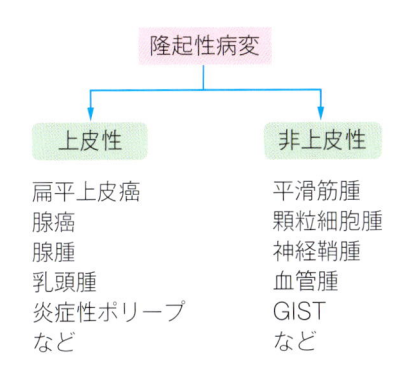

```
            隆起性病変
           ／      ＼
        上皮性    非上皮性
       扁平上皮癌   平滑筋腫
       腺癌       顆粒細胞腫
       腺腫       神経鞘腫
       乳頭腫     血管腫
       炎症性ポリープ GIST
       など       など
```

図1　隆起性病変の分類

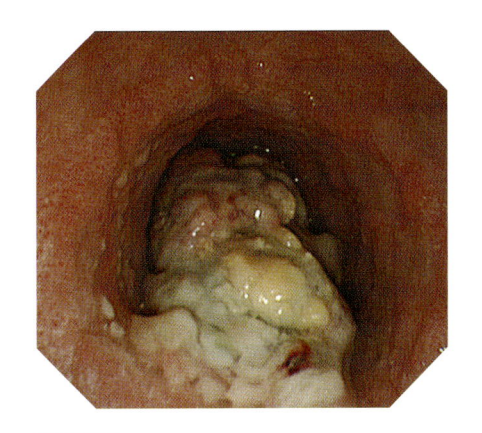

図2　1型食道癌

②0-Ⅰs型食道癌（図3）：胸部食道中部の後壁に約10mmの発赤隆起性病変を認める．隆起基部はなだらかな立ち上がりを呈し，壁の硬さを認める．隆起頂部はやや陥凹している．ヨード染色では不染を呈する（図3b）．粘膜下層深部へ浸潤する**扁平上皮癌**である．

b 腺癌（図4）

切歯列より17cmに約25mmの亜有茎性病変を認める．表面は絨毛状で，著明な粘液付着を認める．病理診断は**高分化型乳頭・管状腺癌**であった．病変の局在より，異所性胃粘膜を背景にした腺癌と考える．

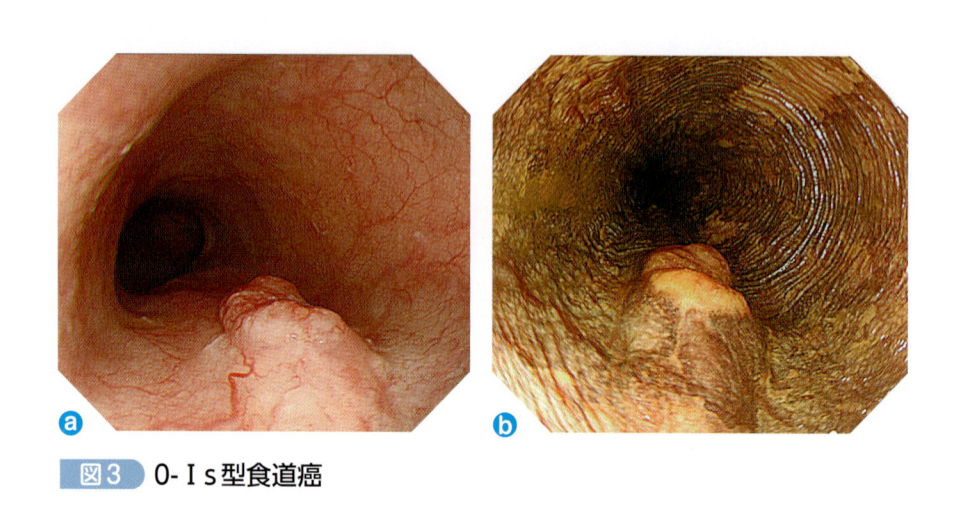

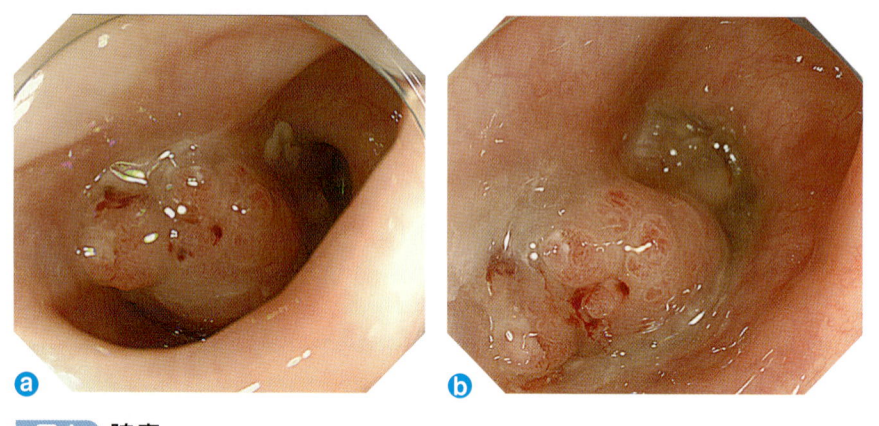

ⓐ　ⓑ

図3 0-Ⅰs型食道癌

ⓐ　ⓑ

図4 腺癌

c 乳頭腫（図5）

切歯列より25cmの右壁に約3mmの白色隆起を認める．表面は光沢のある桑実状を呈する．**扁平上皮の過形成性乳頭状発育**を反映している．

2 非上皮性病変

非上皮性病変は，周囲と同様の正常粘膜で被覆された粘膜下腫瘍様隆起を呈する例が多い．これらの病変の鑑別には，色調や形態的特徴を理解することが必要であり，超音波内視鏡が有用な場合もある．悪性腫瘍はきわめて少ないが，急速に増大傾向を示すものや，中心に潰瘍形成を伴うものは，悪性を念頭に置く必要がある．

a 平滑筋腫（図6）

食道粘膜下腫瘍では最も頻度が高い．切歯列より31cmの右壁に約15mmのなだらかな立ち上がりを呈する表面平滑な隆起性病変を認める．表面は正常粘膜におおわれている．超音波内視鏡では固有筋層由来の均一な低エコー腫瘤として認識される（図6b矢印）．

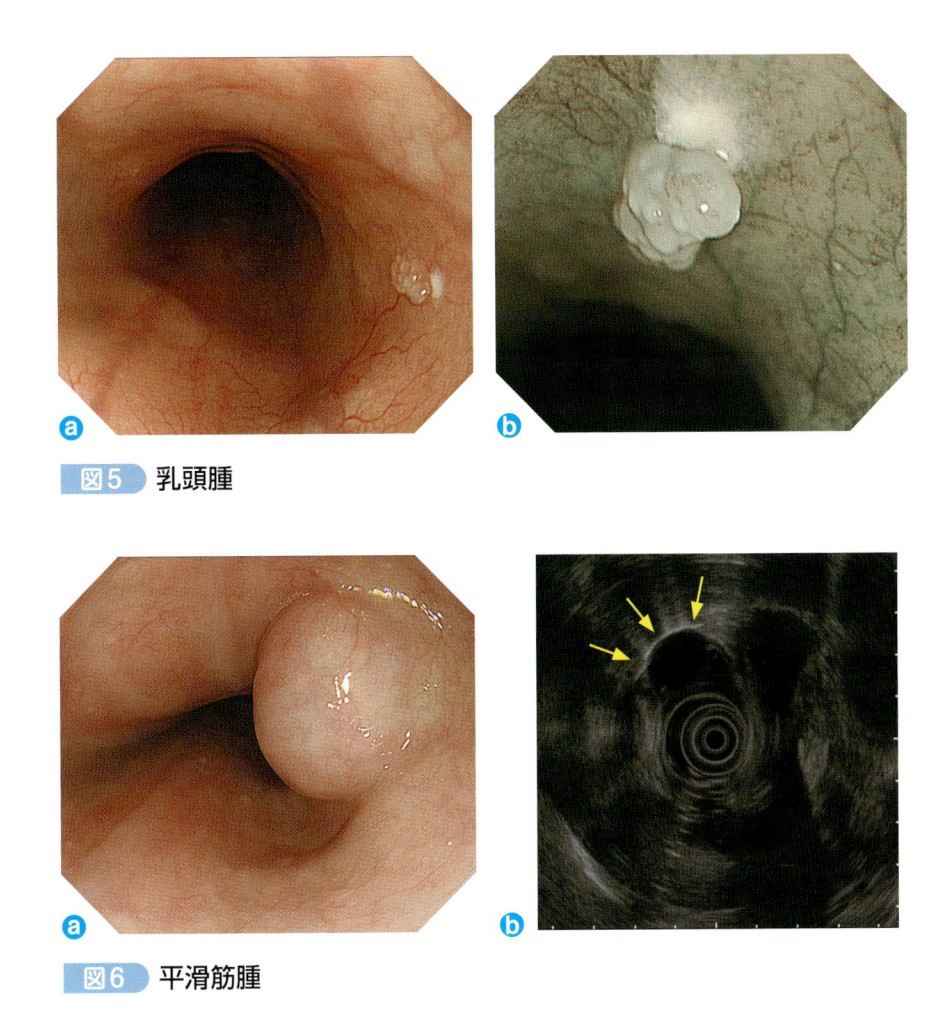

図5 乳頭腫

図6 平滑筋腫

b 顆粒細胞腫（図7）

切歯列より35 cmに約8 mmの黄白色調の隆起性病変を認める．中心はわずかに陥凹し，**大臼歯様**の形態を呈する．小さい平滑筋腫との鑑別が困難な症例もある．

c 神経鞘腫（図8）

切歯列より30 cmの右壁に約40 mmのなだらかな立ち上がりを呈する表面平滑な隆起性病変を認める．やや白色調で，表面は正常粘膜におおわれている．超音波内視鏡では固有筋層由来の高・低エコー混在の腫瘤として認識される（図8b矢印）．平滑筋腫またはGIST (gastrointestinal stromal tumor) などとの鑑別がむずかしい．

d 血管腫（図9）

切歯列より24 cmの左壁に約20 mmの**暗青色調**の特徴的色調を呈することが多い．表面はやや凹凸あり．平滑筋腫や顆粒細胞腫に比べやわらかく，送気にて形状の変化を認める．

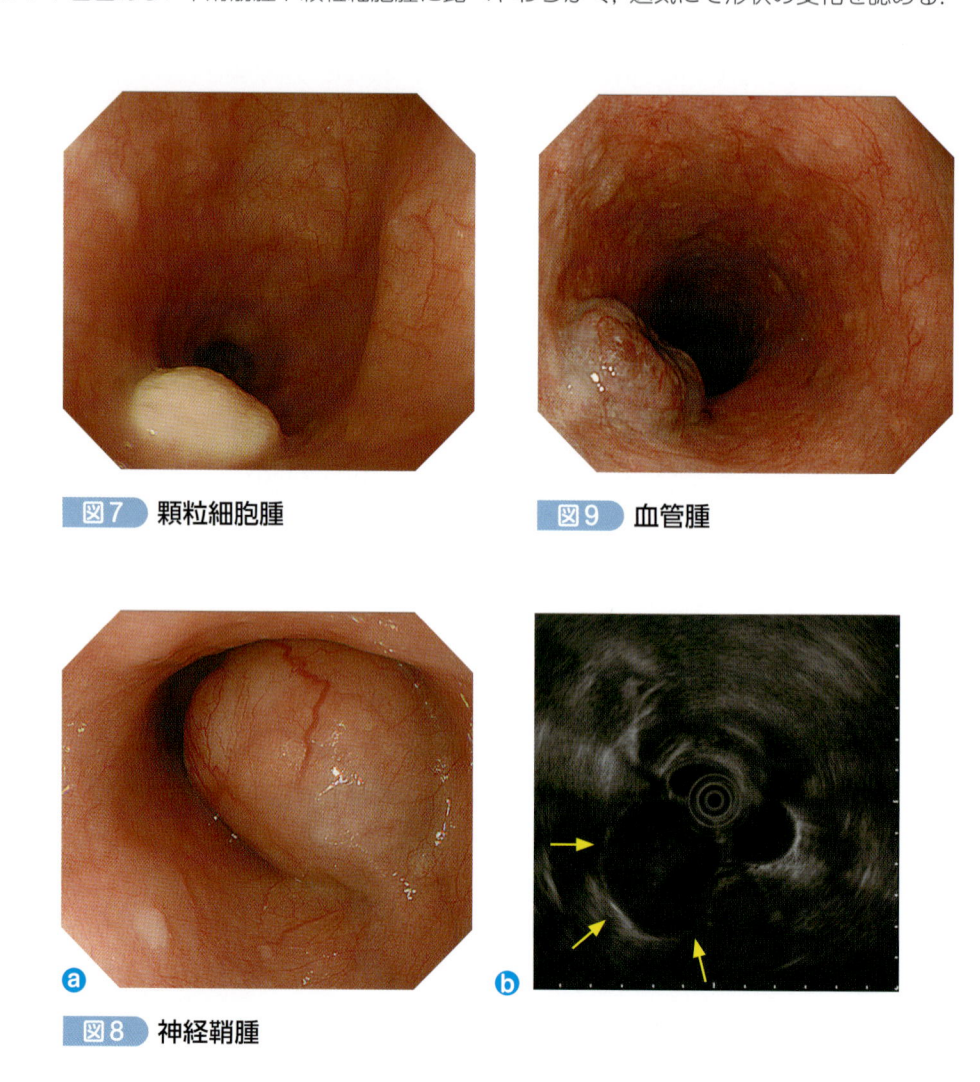

図7 顆粒細胞腫

図9 血管腫

図8 神経鞘腫

B 陥凹・潰瘍性病変

陥凹・潰瘍性病変は腫瘍性または非腫瘍性変化に分類される．陥凹面および辺縁の性状や，病変の局在，個数に着目して診断する（図10）．

1 腫瘍性病変

a 2型食道癌（図11）

食道中部の後壁に1/3周性の限局潰瘍型病変を認める．病変の立ち上がりはやや急峻で明瞭な周堤を呈する．潰瘍面は壊死物質を含み，深い潰瘍形成を認める．病理診断は**扁平上皮癌**である．

```
                陥凹・潰瘍性病変
                 ↓          ↓
              腫瘍性        非腫瘍性
              
           扁平上皮癌      逆流性食道炎
           腺癌            薬剤性食道炎
           など            腐食性食道炎
                          サイトメガロウイルス食道炎
                          Crohn病に伴う食道潰瘍
                          など
```

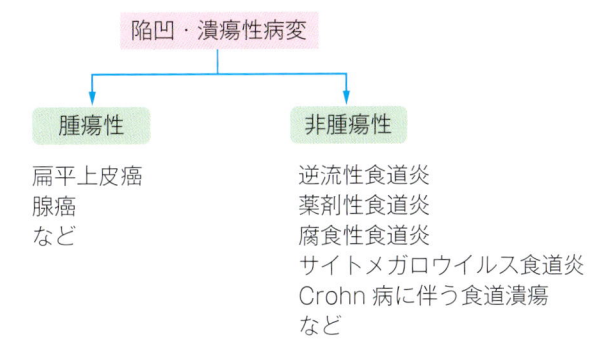

図10 陥凹・潰瘍性病変の分類

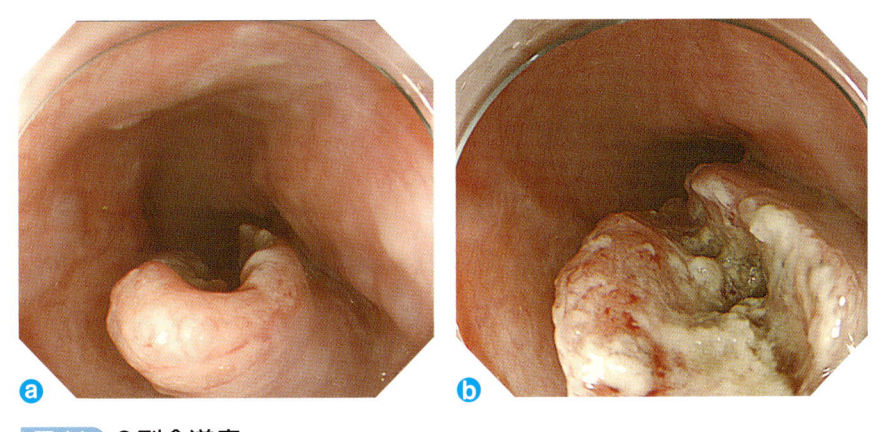

図11 2型食道癌

b 0-Ⅱc型食道癌（図12）

切歯列より30cmの後壁に約25mmの境界明瞭な発赤陥凹性病変を認める．辺縁隆起を伴い，中心は凹凸不整で壁の硬さを有する．深達度SM1の**扁平上皮癌**である．

c 0-Ⅱc型Barrett腺癌（図13）

長軸10cmのBarrett上皮を認め，その肛門側辺縁（胃粘膜ヒダの上縁）に約15mmの境界明瞭の発赤陥凹を認める．粘膜内にとどまる**高分化型腺癌**である（図13b矢印）．

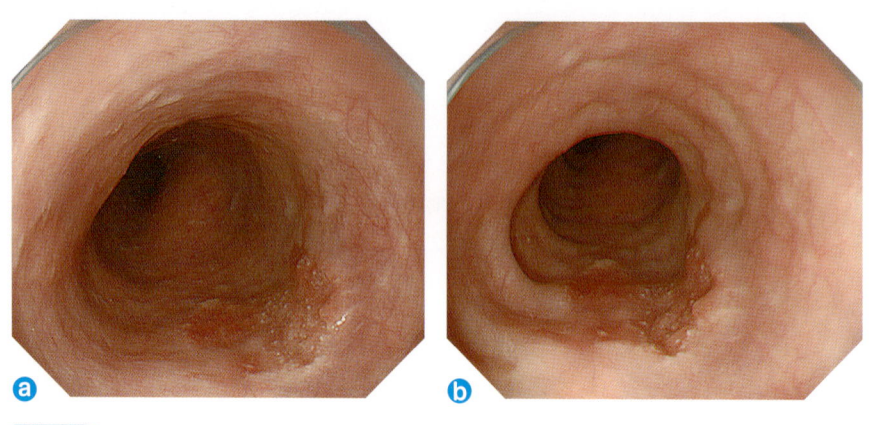

図12 0-Ⅱc型食道癌

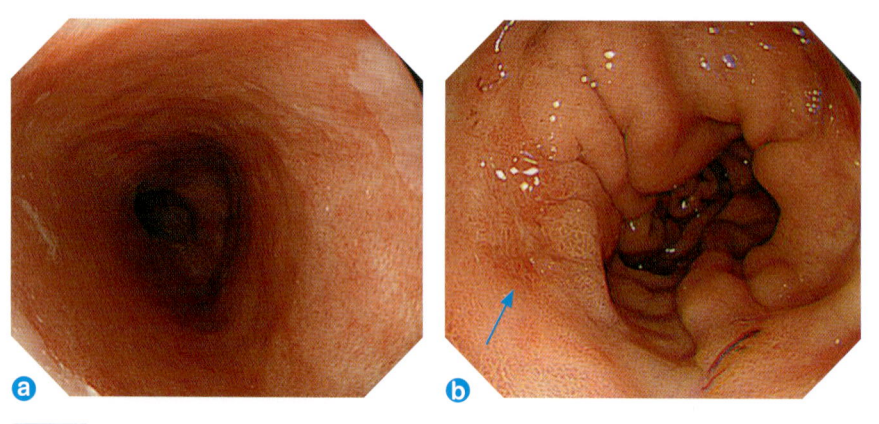

図13 0-Ⅱc型Barrett腺癌

2 非腫瘍性病変

a 逆流性食道炎（図14）
食道胃接合部直上から食道中部に5条の**縦走する発赤びらん**を認める．中等度の逆流性食道炎の所見である．

b 腐食性食道炎（図15）
自殺目的にアルカリ剤を飲み込み，全周性に食道粘膜障害を生じた．上皮は白色調に**変性**し，ひび割れ状となり，ところどころで**剥離**している．

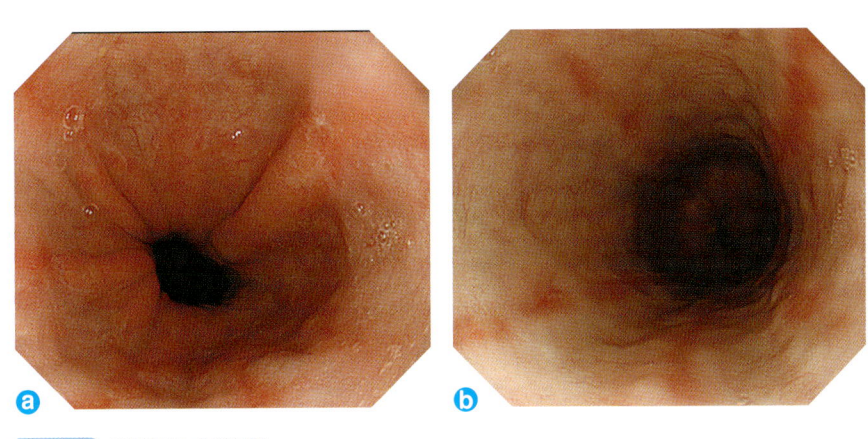

図14　逆流性食道炎

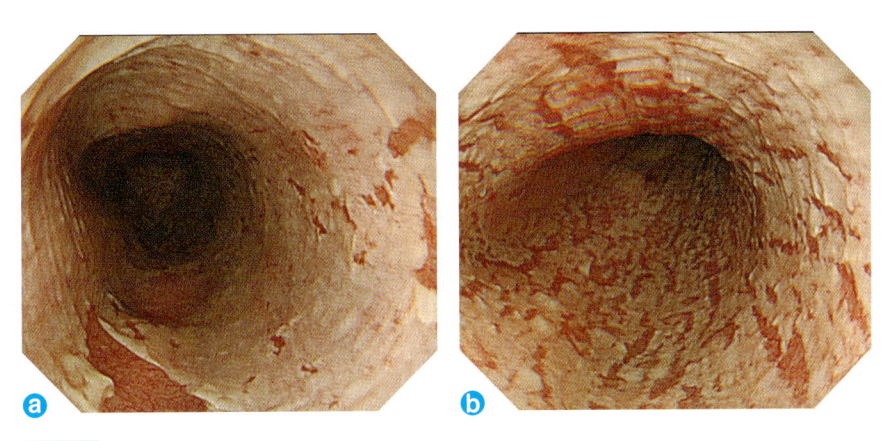

図15　腐食性食道炎

c Crohn病に伴う食道潰瘍（図16）

食道中部〜下部に類円形または小円形の**アフタ様潰瘍**を散見する．潰瘍は**縦走傾向**あり，介在部は血管透見が良好である．

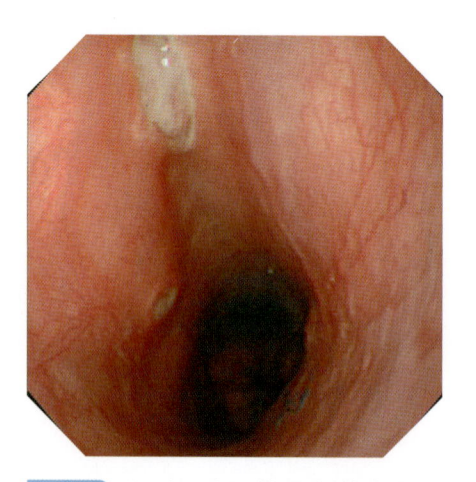

図16 Crohn病に伴う食道潰瘍

C 平坦病変

高低差の小さい平坦病変は，色調変化や血管透見の低下で病変を認識することが重要である．

1 0-Ⅱb型食道癌（図17）

食道下部前壁に約20 mmの淡い発赤調の平坦病変を認める．発赤は不整形で，血管透見像はわずかに低下している．ヨード染色で不染を呈する（図17b）．上皮内にとどまる**扁平上皮癌**である．

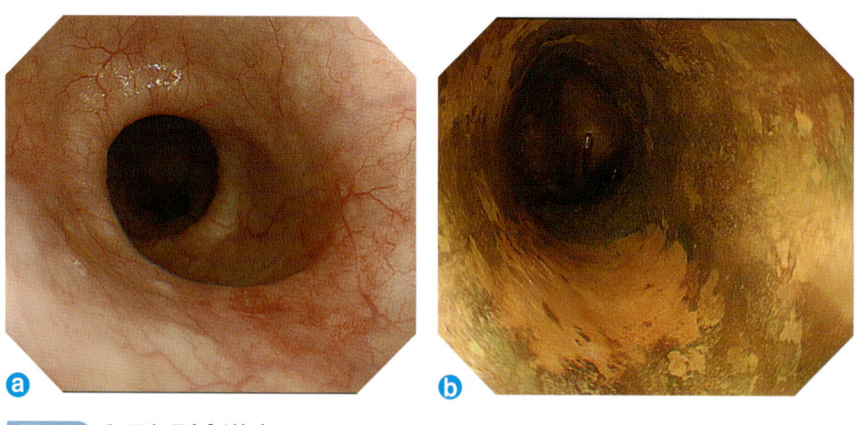

ⓐ ⓑ

図17 0-Ⅱb型食道癌

2 異所性胃粘膜（図18）

　食道胃粘膜接合部の口側3時方向に**孤立性の発赤粘膜**を認める（図18矢印）．類円形の明瞭な境界で，胃粘膜と同様の均一な発赤を呈する．**食道頸部と食道下部が好発部位**である．

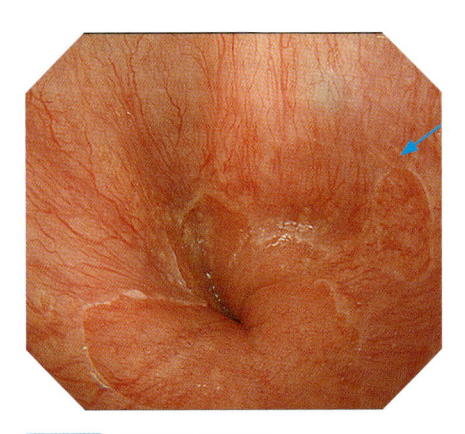

図18　異所性胃粘膜

3 糖原過形成（glycogenic acanthosis）（図19）

　食道上部の後壁（5時方向）に白色扁平で不透明な粘膜変化を認める（図19a矢印）．**ヨード染色で濃染**する（図19b）．

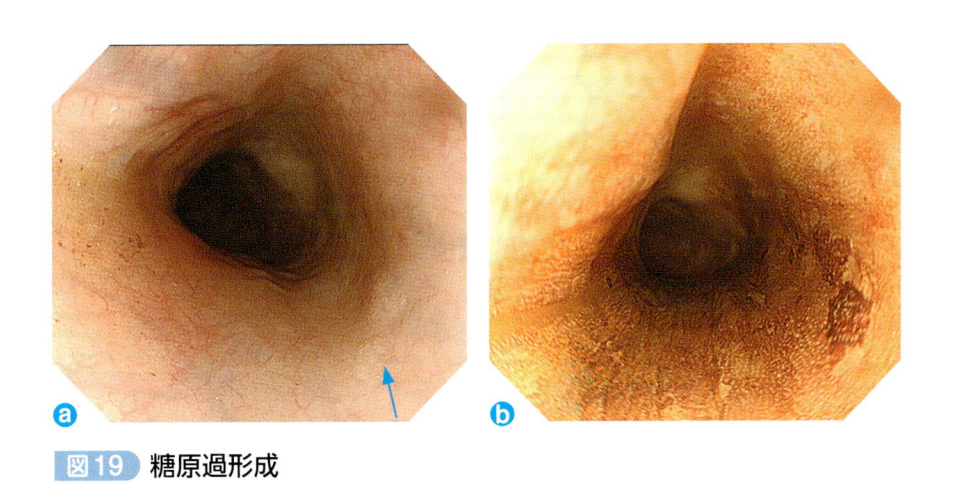

図19　糖原過形成

4 メラノーシス，悪性黒色腫（図20）

食道粘膜にメラニンおよびメラニン類似物質が沈着し，**淡い黒色調**を呈する．悪性黒色腫よりも黒色粘膜の領域は狭く，粘膜の厚みはなく，色調も淡いため鑑別可能である．

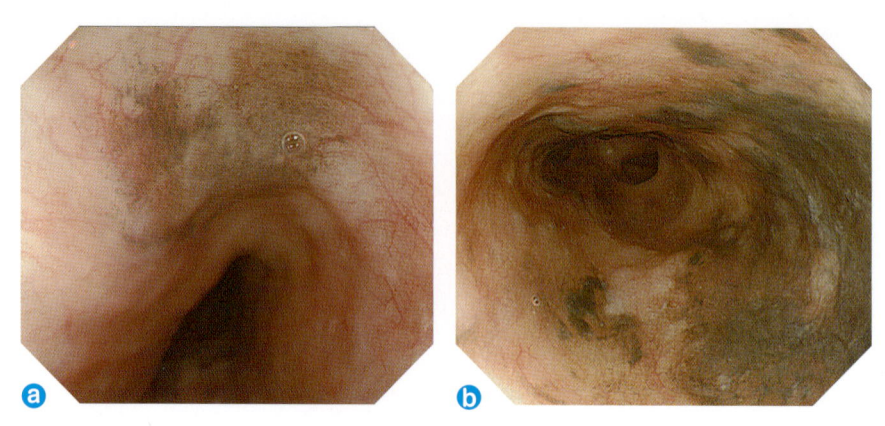

図20 メラノーシス，悪性黒色腫
a：メラノーシス　b：悪性黒色腫

5 食道カンジダ症（図21）

高齢者，免疫不全状態，糖尿病患者に多くみられる．**小白苔**が散在性，帯状に付着する．

6 放射線性食道炎（図22）

放射線治療後で，照射部位に**点状発赤**や**毛細血管拡張所見**を認める．粘膜は瘢痕様に白色変化を呈する．

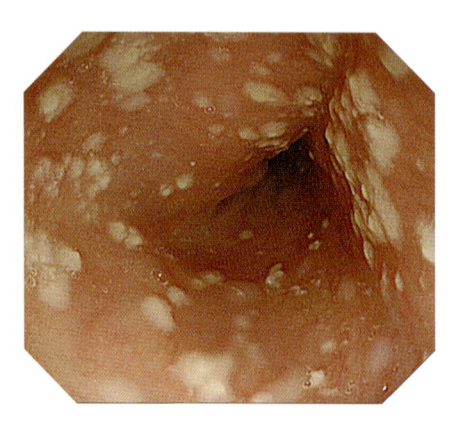

図21 食道カンジダ症

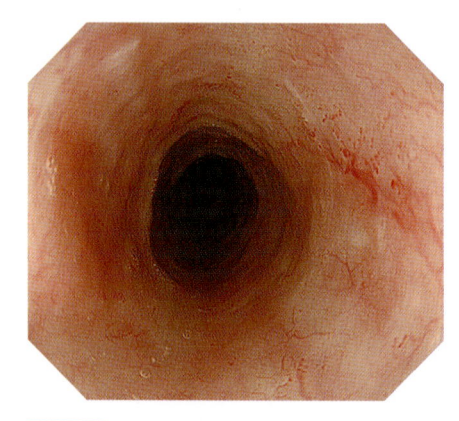

図22 放射線性食道炎

3 胃の病変

A 胃病変の鑑別診断とは

　内視鏡診断学は純粋な形態学であり，血液検査のように数値をみて診断できるような診療分野ではない．同じ疾患であっても症例によって同じ所見とは限らず，それぞれの疾患の所見の特徴を把握し，その共通性を見出すことによって鑑別診断を行うという，きわめて**アナログ的要素の強い学問**である．初心者にとって胃癌や胃潰瘍といったさまざまな疾患の特徴的所見を述べることは比較的容易であるが，目の前に示された病変の所見をみて正しく診断することは必ずしも容易ではない．その理由は，ある疾患名の特徴的所見を述べることと，病変の所見から診断名を導くことは，思考過程が逆になるからである．

　胃病変の鑑別診断を行う場合は，基本的に図1のようなアルゴリズムに従って進める．病

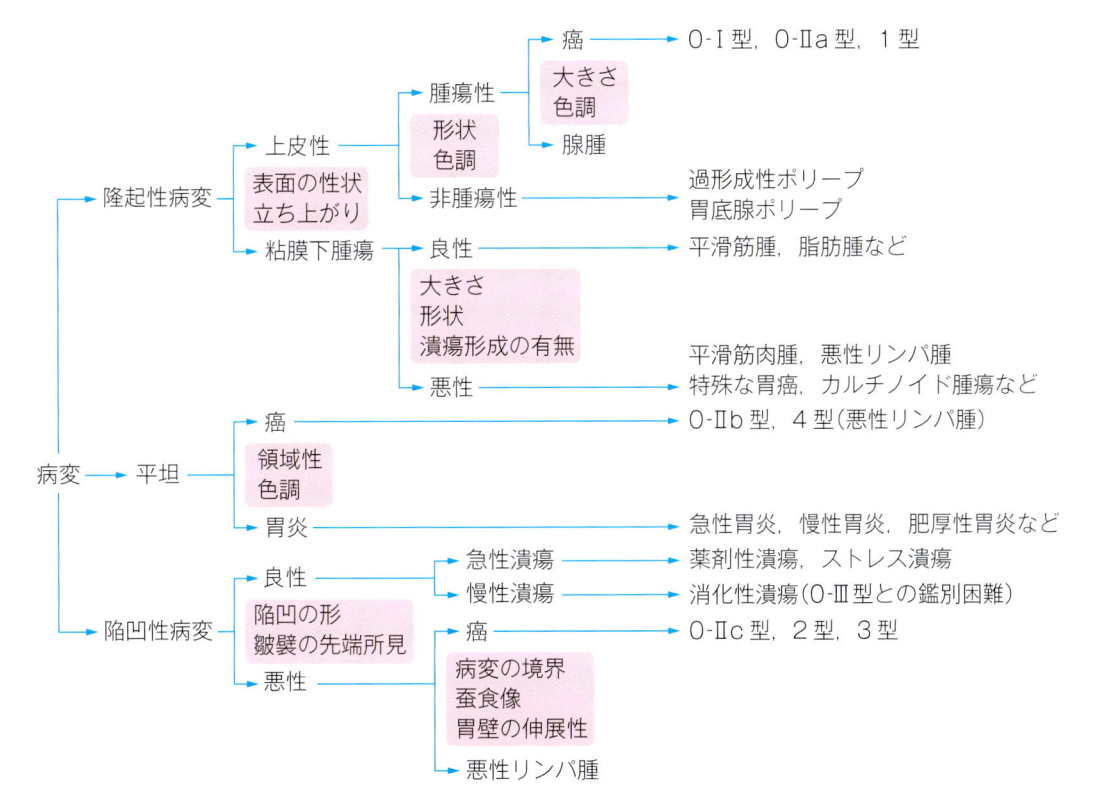

```
                                          ┌→ 癌 ──→ 0-Ⅰ型, 0-Ⅱa型, 1型
                                          │  大きさ
                             ┌→ 腫瘍性 ──┤  色調
                             │           │  形状
                  ┌→ 上皮性 ─┤            │  色調
                  │         │            └→ 腺腫
                  │         │  表面の性状
                  │         │  立ち上がり
隆起性病変 ──────┤         └→ 非腫瘍性 ──→ 過形成性ポリープ
                  │                             胃底腺ポリープ
                  │                        ┌→ 良性 ──→ 平滑筋腫, 脂肪腫など
                  └→ 粘膜下腫瘍 ───────────┤  大きさ
                                            │  形状
                                            │  潰瘍形成の有無
                                            │           ┌→ 平滑筋肉腫, 悪性リンパ腫
                                            └→ 悪性 ──→ 特殊な胃癌, カルチノイド腫瘍など

                             ┌→ 癌 ──→ 0-Ⅱb型, 4型(悲性リンパ腫)
病変 ─→ 平坦 ───────────────┤  領域性
                             │  色調
                             └→ 胃炎 ──→ 急性胃炎, 慢性胃炎, 肥厚性胃炎など

                                        ┌→ 急性潰瘍 ──→ 薬剤性潰瘍, ストレス潰瘍
                             ┌→ 良性 ──┤
                             │          └→ 慢性潰瘍 ──→ 消化性潰瘍(0-Ⅲ型との鑑別困難)
        陥凹性病変 ──────────┤  陥凹の形
                             │  皺襞の先端所見
                             │           ┌→ 癌 ──→ 0-Ⅱc型, 2型, 3型
                             └→ 悪性 ──┤  病変の境界
                                         │  蚕食像
                                         │  胃壁の伸展性
                                         └→ 悪性リンパ腫
```

図1 胃病変の鑑別診断アルゴリズム
括弧内は鑑別点となる内視鏡所見．
　　　　　　　　　　　　　　　　　　　　　　　　　　（赤松泰次ほか：消内視鏡 22：12, 2010 より改変）

変をみてすぐに病名を考えるのでなく，まず「隆起性病変」か，「陥凹性病変」あるいは「平坦な病変」か，より読影を開始し，**それぞれの分岐点でポイントとなる所見に注目して鑑別**を行い，**診断を絞り込んでいく思考過程が重要**である．内視鏡診療に慣れてくると，多くの病変は一目みただけで診断名を言い当てることが可能になる．しかし，この**アルゴリズムに従って鑑別診断していくと理論的に鑑別診断を行うことが可能**で，比較的まれな病変に遭遇した際にも，診断を大きく外すことが少ない．特に研究会や検討会など，人前で画像を読影する場合に大いに役立つ．

B 隆起性病変

隆起性病変を認めたら，まず**上皮性隆起性病変と粘膜下腫瘍病変を鑑別**するため，「**表面の性状**」，「**病変の立ち上がりの所見**」に注目する．上皮性隆起性病変は，表面は一般に結節状ないし顆粒状で，表面模様や色調は周辺粘膜と明らかに異なり，立ち上がりの所見は急峻である．一方，粘膜下腫瘍は通常表面は平滑で，表面模様や色調は周辺粘膜と変わらない．立ち上がりの所見はなだらかな場合が多いが，胃壁の浅い層から発生した病変は立ち上がりが急峻な場合があり，**表面性状を優先して判断**する必要がある．

1 上皮性隆起性病変

上皮性の隆起性病変と判断したら，次に**腫瘍性病変か非腫瘍性病変かを区別**するため，「**病変の形状**」や「**色調**」に注目する．腫瘍性病変の形状は，背丈の高い隆起や扁平隆起を示し，茎を有することはまれである．表面模様は結節状，顆粒状，ないし脳回状を示し，色調は暗赤色ないし褪色調のことが多い．一方，非腫瘍性隆起性病変の代表的疾患として，腺窩上皮型過形成性ポリープと胃底腺ポリープがある．前者はしばしば有茎性で発赤が強く，後者は小さな無茎性ポリープで胃底腺領域に多発することが多い．

a 腫瘍性上皮性隆起性病変

腫瘍性隆起性病変と判断したら，**癌と腺腫の鑑別**を行う．胃癌の色調は一般に軽度の発赤ないし暗赤色を示し，病変の大きさは20 mmを超える場合が多い（図2）．一方，腺腫の色調は通常褪色調で，大きさは20 mm以下の場合が多い（図3）．しかし，**異型度の低い癌と腺腫の鑑別は必ずしも容易ではなく**，組織学的にも区別が困難な場合がある．

胃癌と診断したら，深達度診断と肉眼型を決定する．**隆起型癌（1型ないし0-Ⅰ型）の深達度診断は，病変の大きさと陥凹の有無が参考になる**．一般に5 cm以上の病変は進行癌（1型胃癌）の場合が多く，2 cm未満の病変は粘膜癌（M癌），2〜5 cmの病変はM癌，SM癌，MP癌などさまざまである．陥凹を伴う病変はSM以深のことが多い．一方，表面隆起型（0-Ⅱa）では病変の大きさは深達度診断の指標にならないが，**病変内に一段高い隆起や陥凹を認める場合は，その部分でSM以深に浸潤している可能性が高い**（図4）．

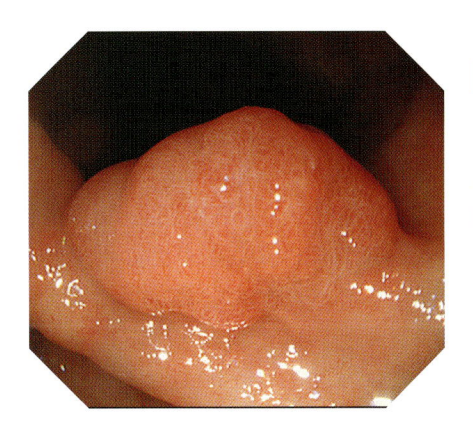

図2 胃角部小彎やや後壁よりに存在するⅠ型早期胃癌の内視鏡像

アルゴリズムに従って鑑別診断を行うと，最初に表面性状と立ち上がりの所見より上皮性隆起性病変と判断できる．広基性であること，腺窩上皮型過形成性ポリープに比べて発赤が軽度であることから腫瘍性病変と考えられる．大きさは25mmで，色調がやや発赤して褪色調でないことから，腺腫ではなく癌と診断できる．
(赤松泰次ほか：胃癌の標準的な内視鏡診断．消内視鏡 22：12-17, 2010 より転載)

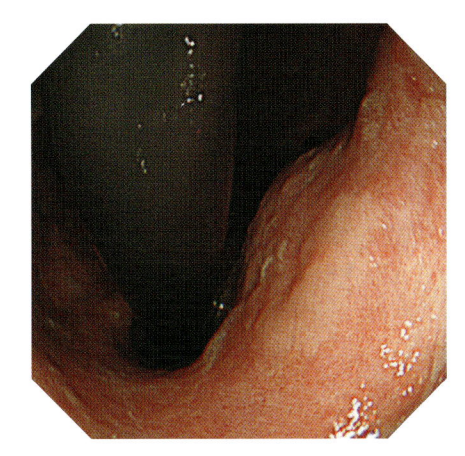

図3 噴門部小彎やや後壁よりに認める胃腺腫の内視鏡像

大きさが10mmで，色調が褪色調であることから胃腺腫と診断できる．
(赤松泰次ほか：通常光における胃隆起性病変の鑑別診断．胃と腸 47：1200-1208, 2012 より転載)

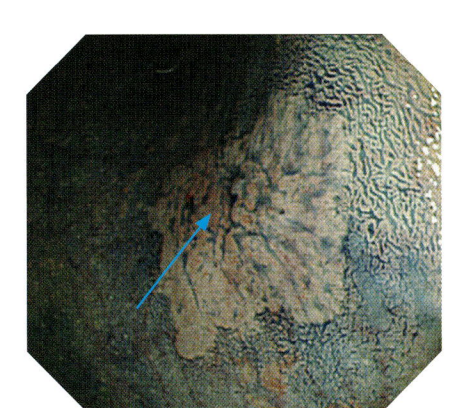

図4 胃体中部小彎に認められるⅡa型早期胃癌の色素内視鏡像 (0.2%インジゴカルミン液散布)

矢印の部位に軽度の陥凹がみられ，SM浸潤の可能性が示唆される．
(赤松泰次：私はこうしている―上手な生検採取のコツはこれだ！ 消内視鏡 23：80-83, 2011 より転載)

b 非腫瘍性上皮性隆起性病変

　日常よく遭遇する非腫瘍性隆起性病変は，腺窩上皮型過形成性ポリープと胃底腺ポリープである．前述したとおり，過形成性ポリープは血管に富むため正常粘膜に比べて発赤が強く，表面に粘液や白苔の付着を認めることが多い（図5）．大きさはさまざまで，数mmの小病変から数cmの大きな病変まで存在し，大きな病変では茎を有することが多い．大きな病変ではポリープ内に胃癌を併存することがある．背景粘膜は萎縮を伴うことが多く，通常 Helicobacter pylori（H. pylori）感染がみられる．H. pylori除菌療法を行うと，縮小ないし消失する．一方，胃底腺ポリープは周囲の正常粘膜とほぼ同じ色調を示し，大きさが5mm以下の場合が多い（図6）．胃癌を併存することはきわめてまれであるが，異型腺管を伴うことがある．背景粘膜に萎縮を伴うことはまれで，H. pylori非感染例によく認められる．

　消化管ポリポーシスの患者では，過誤腫性ポリープ（Peuez-Jegher症候群）や若年性ポリープ（若年性ポリポーシス）などを認める．

2 粘膜下腫瘍病変

　粘膜下腫瘍病変の中には，GIST（gastrointestinal stromal tumor）に代表される消化管間葉系腫瘍（図7），悪性リンパ腫（図8），脂肪腫，異所性膵，アミロイドーシスなどの非上皮性病変と，上皮性病変でありながら上皮下に主座があり粘膜下腫瘍様の形態を示す特殊な胃癌（図9）やカルチノイド腫瘍（図10）などが存在する．粘膜下腫瘍病変は表層が正常粘膜でおおわれているため，病変を直接観察することができず，生検採取も容易でないことから，上皮性病変に比べて診断がむずかしい場合が多い．したがって，通常内視鏡検査で**粘膜下腫瘍**

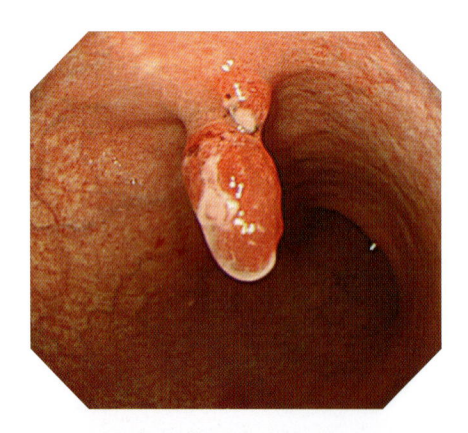

図5　胃体部後壁小彎よりに基部のある腺窩上皮型過形成性ポリープ

短い茎を有し，表面は強い発赤がみられる．白い粘液が付着しており，腺窩上皮型過形成性ポリープと診断できる．背景粘膜には強い萎縮性変化がみられる．
（赤松泰次ほか：通常光における胃隆起性病変の鑑別診断．胃と腸 47：1200-1208, 2012 より転載）

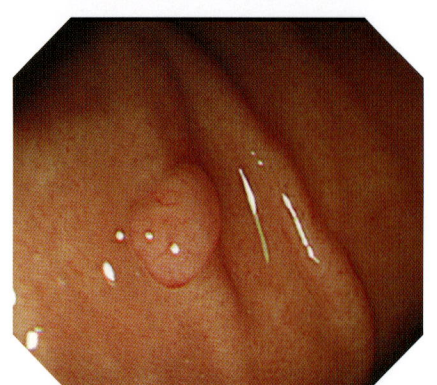

図6　胃体中部大彎に存在する胃底腺ポリープ

大きさは4mmで，周囲粘膜とほぼ同色であることから，胃底腺ポリープと診断できる．背景粘膜に萎縮性変化は認めない．
（赤松泰次ほか：通常光における胃隆起性病変の鑑別診断．胃と腸 47：1200-1208, 2012 より転載）

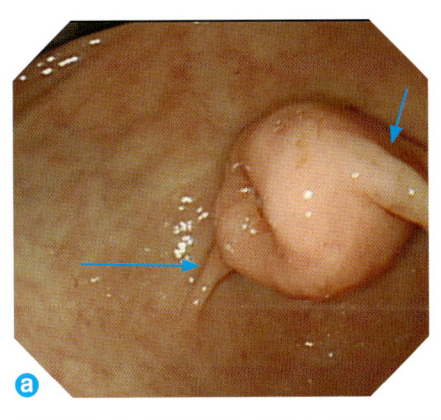

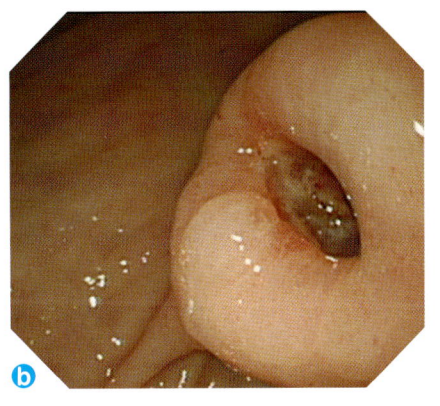

図7 幽門部小彎に認める胃粘膜下腫瘍

病変の立ち上がりは比較的急峻であるが，表面は平滑で，正常粘膜におおわれている．病変の頂部にやや深い潰瘍形成があり，bridging fold（矢印）がみられる．以上より，潰瘍形成を伴う粘膜下腫瘍と診断できる．
（赤松泰次ほか：通常光における胃隆起性病変の鑑別診断．胃と腸 47：1200-1208, 2012 より転載）

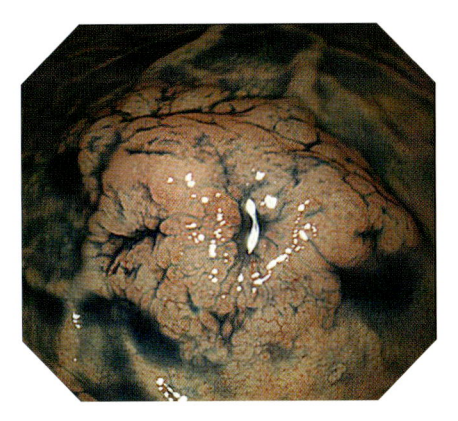

図8 穹窿部に存在する胃MALTリンパ腫（隆起型）の色素内視鏡像（0.2％インジゴカルミン液散布）

病変の表面は正常粘膜におおわれているが，凹凸不整が認められる．
（赤松泰次ほか：通常光における胃隆起性病変の鑑別診断．胃と腸 47：1200-1208, 2012 より転載）

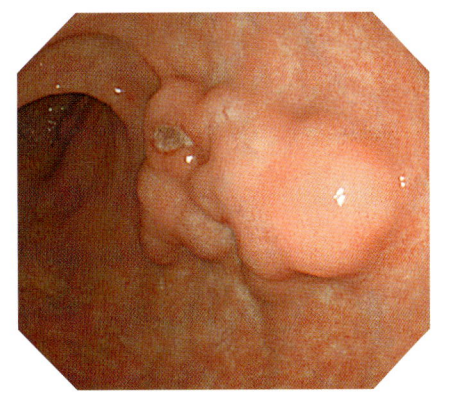

図9 前庭部後壁に認める粘膜下腫瘍様の形態を示す胃癌の内視鏡像

病変の表面は正常粘膜でおおわれているが，形状がいびつで，肛門側に一部潰瘍形成を認める．大きさは長径が30 mm以上あり，悪性の粘膜下腫瘍であることが推定できる．
（赤松泰次ほか：通常光における胃隆起性病変の鑑別診断．胃と腸 47：1200-1208, 2012 より転載）

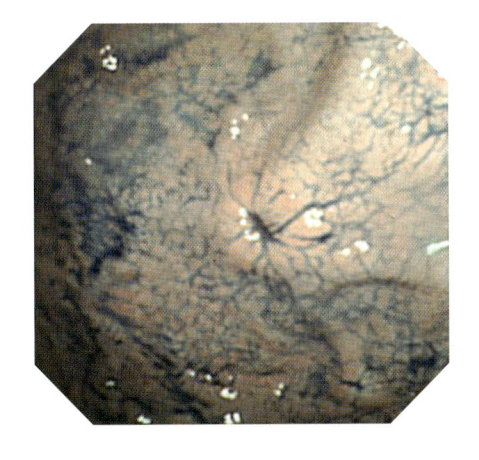

図10 穹窿部に存在する胃カルチノイド腫瘍の色素内視鏡像（0.2％インジゴカルミン液散布）

表面はほぼ正常粘膜におおわれた10 mmの粘膜下腫瘍で，形状も円形であり，一見して良性の粘膜下腫瘍にみえる．しかし，頂部に陥凹（delle）を認めることから，通常よくみられる間葉系腫瘍とは異なることがわかる．
（赤松泰次ほか：通常光における胃隆起性病変の鑑別診断．胃と腸 47：1200-1208, 2012 より転載）

表1 胃粘膜下腫瘍の良性・悪性の鑑別

	良性	悪性
大きさ*	20mm未満	50mm以上
形状	半球状	いびつ
潰瘍形成	なし	あり
超音波内視鏡所見	均一	モザイク状
増大傾向	なし	あり

*20〜49mmは他の所見を参考にして判断する.

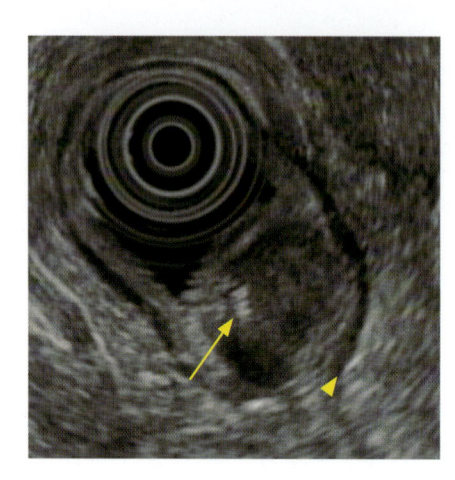

図11 図7の病変の超音波内視鏡像
基本的に低エコー像を示すが, モザイク状の部分も認められる. 矢印の部位に高エコー（石灰化）がみられ, 第4層（固有筋層）との境界は一部不明瞭（矢頭）であることから, 固有筋層由来のGISTと診断した.

を認めた場合, 疾患名よりも病変の良性・悪性の鑑別をまず行う. 表1のように, 病変の大きさ, 形状, 潰瘍形成の有無に注目して判断する. さらに必要に応じて超音波内視鏡で内部エコーを観察したり（図11）, 経過観察して増大傾向の有無によって判断する場合もある. 内視鏡下に病変を鉗子で圧迫し, 病変の硬さをみることも鑑別診断の参考になる.

C 陥凹性病変

陥凹性病変を認めたら, まず良性・悪性を鑑別するため, ①陥凹の形状（図12）, ②皺襞集中像を伴う症例では**皺襞の先端の所見**（図13）に注目する. 陥凹の形状が整（円形ないし類円形, 外に向かって凸）であれば, 良性病変の可能性が高い. これに対して陥凹の形状が不整（星芒状, 内に向かって凸）の場合には, 悪性病変であることが多い（図14）. 一方, 皺襞集中を認める場合, 皺襞の先端に中断像, 蚕食像, 段差, 急な先細り像などを認める場合は悪性病変の可能性が高い（図15a, b）.

陥凹の形

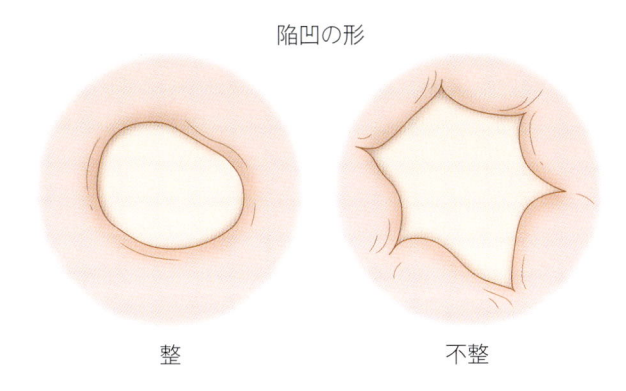

整　　　　　　　不整

図12 陥凹の形状のシェーマ

「整」とは円形ないし類円形の陥凹を指し,「不整」とは辺縁が内に向かって凸の星芒形の陥凹を示す.一般に,陥凹の形状が「整」の場合は良性,「不整」の場合は悪性の可能性が高い.

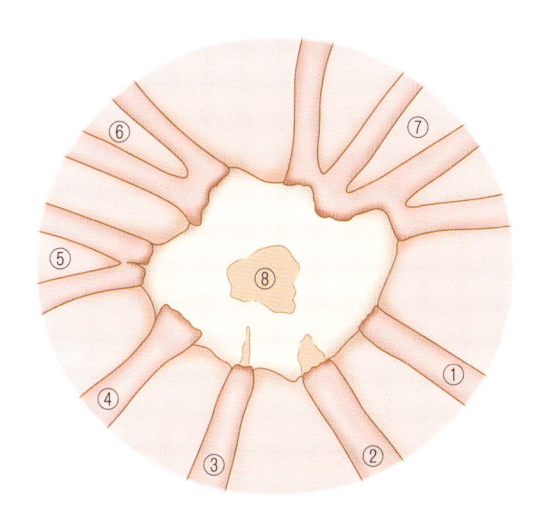

図13 皺襞集中を伴う陥凹型胃癌の模式図

皺襞の先端の所見に注目する.①中断像,②段差あるいは変色所見,③先細り所見,④バチ状（ないし棍棒状）腫大,⑤皺襞の接合,⑥皺襞の融合,⑦周堤形成,⑧陥凹内の島状あるいは結節状隆起.①②③はM癌,④⑤⑥⑦はSM以深の癌（⑥⑦は進行癌）を示唆する.⑧は表面が無構造な場合にはSM以深への浸潤を疑うが,表面粘膜模様が観察される場合は再生上皮ないし残存した正常粘膜（インゼル）と考えられ,深部浸潤を疑う所見ではない.

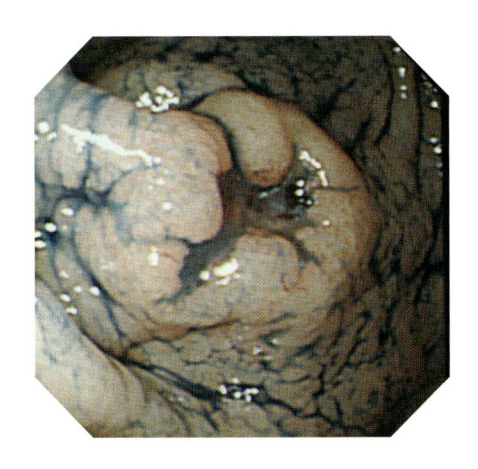

図14 前庭部大彎に存在するⅡa＋Ⅱc型早期胃癌の色素内視鏡像（0.2％インジゴカルミン液散布）

不整な陥凹を認め,悪性の病変であると判断できる.辺縁隆起が目立ち,隆起の表面は正常粘膜でおおわれている.

（赤松泰次ほか：胃癌の標準的な内視鏡診断.消内視鏡 22：12-17,2010 より転載）

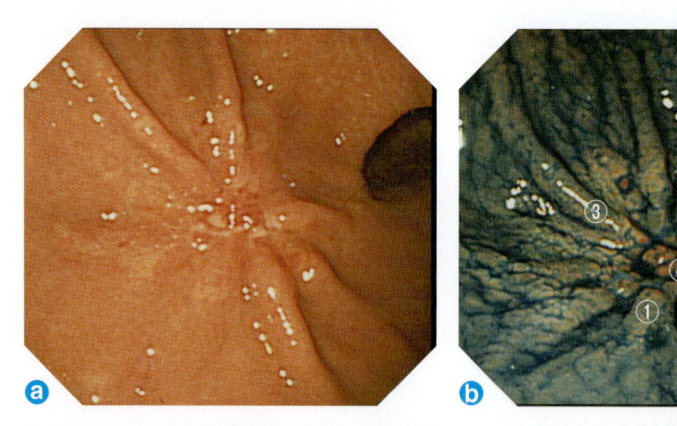

> 図15 胃体下部前壁に認める皺襞集中のあるⅡc型早期胃癌（印環細胞癌）の内視鏡像

a：通常観察
b：その色素内視鏡像（0.2％インジゴカルミン液散布）．①中断像，②段差所見，③先細り所見，④陥凹内の島状隆起（表面粘膜模様が観察され，インゼルと考えられる）．

（赤松泰次ほか：胃癌の標準的な内視鏡診断．消内視鏡 22：12-17, 2010 より転載）

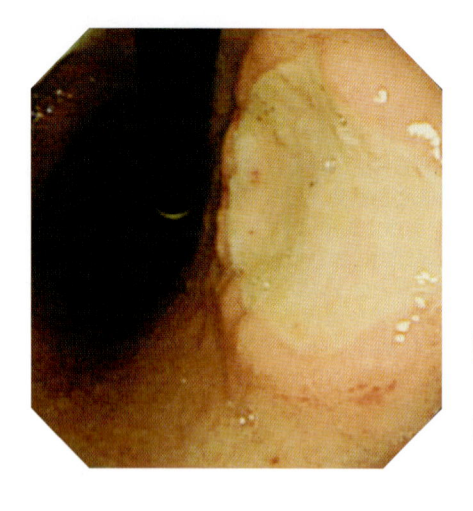

> 図16 胃体中部小彎後壁にみられる胃潰瘍の内視鏡像

陥凹の形状は類円形で，良性の病変であると判断できる．

1 良性の陥凹性病変

　陥凹の形状が整で良性病変と判断した場合，最も頻度が高い疾患は消化性潰瘍である（図16）．しかし，Ⅲ型早期胃癌は癌組織が潰瘍辺縁にわずかしか存在しないため悪性所見に乏しく，良性潰瘍との区別がむずかしい．また，Ⅱc＋Ⅲ型早期胃癌のように病変内に消化性潰瘍（Ⅲに相当）を伴う場合，潰瘍の形状は整のことがあり，潰瘍周辺に存在するⅡc病変を見逃さないように注意する．一方，薬剤やストレスなどによる**急性潰瘍は，しばしば不整形を呈する**ことがある．急性潰瘍の内視鏡像は大きく2つに大別され，比較的浅い不整形潰瘍が胃内に多発する症例と，単発で深い類円形潰瘍を認める場合がある．特殊な病変として，胃梅毒では前庭部を中心とした多発性の不整形潰瘍を認めることが多い．

2 悪性の陥凹性病変

　陥凹の形状が不整で，悪性の陥凹性病変と判断したら，胃癌と胃悪性リンパ腫の鑑別を行う．特に，早期胃癌と表層型胃悪性リンパ腫，進行胃癌と潰瘍型胃悪性リンパ腫の鑑別が重要

である．胃癌に比べて胃悪性リンパ腫は病変が多発する傾向がある．

a 早期胃癌と表層型胃悪性リンパ腫の鑑別点

Ⅱc型早期胃癌（図15a, b）と表層型胃悪性リンパ腫（特に早期胃癌類似型胃MALTリンパ腫，図17a, b）の鑑別は，病変の境界，辺縁の蚕食像，陥凹内の表面粘膜模様，に注目する．すなわち，MALTリンパ腫では，①**病変の境界がやや不鮮明**，②**辺縁に蚕食像を認めない，あるいは認めても辺縁の一部にとどまる**，③**陥凹面に粘膜模様が観察される**，ことが多い．

胃型胃癌のような低異型度分化型胃癌は，通常のⅡc型早期胃癌と異なり，病変の境界が不明瞭で，かつ陥凹面の表面粘膜模様が残存することが多く，通常観察ではリンパ腫との鑑別がむずかしい場合がある．

b 進行胃癌と潰瘍型胃悪性リンパ腫の鑑別点

進行胃癌（図18）と胃悪性リンパ腫（図19）との鑑別は，胃壁の伸展性，潰瘍辺縁の所見，白苔の厚さ，などが鑑別点として重要である．すなわち，胃悪性リンパ腫は進行胃癌に比べて，①**大きな病変であっても胃壁の伸展性が比較的保たれる**，②**潰瘍と周辺粘膜の境界が明瞭**，③**潰瘍内の白苔が厚い**，などの特徴がある．

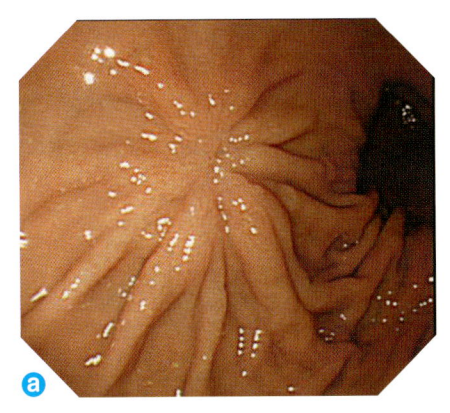

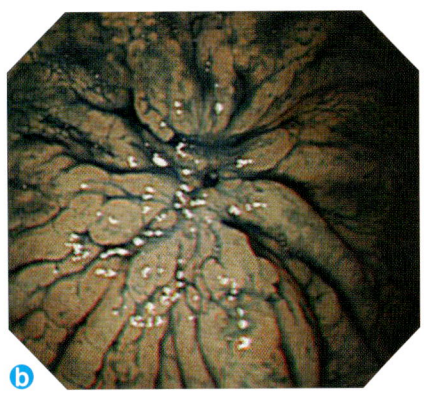

図17 胃体中部前壁に認める早期胃癌類似型胃MALTリンパ腫の内視鏡像
a：通常観察
b：同病変の色素内視鏡像（0.2％インジゴカルミン液散布）
一見してⅡc型早期胃癌に類似しているが，①陥凹面の境界が不明瞭，②蚕食像がないか，あってもごく一部，③陥凹面の表面に粘膜模様を認める，などの所見が認められる．
（須澤兼一ほか：*Helicobacter pylori* 陰性胃MALTリンパ腫の1例．胃と腸 41：1352-1355, 2006より転載）

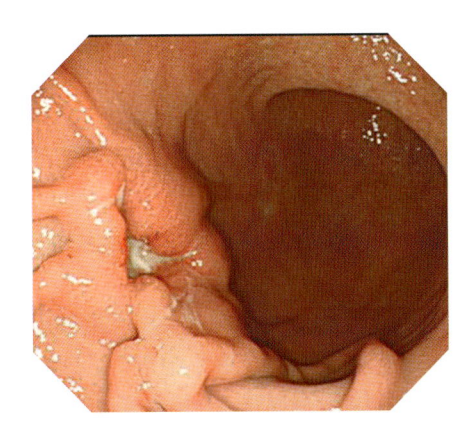

図18 胃体下部大彎前壁よりに存在する潰瘍浸潤型（3型）進行胃癌の内視鏡像
不整形の潰瘍と周堤を認める．周堤の表面は非癌粘膜でおおわれている．

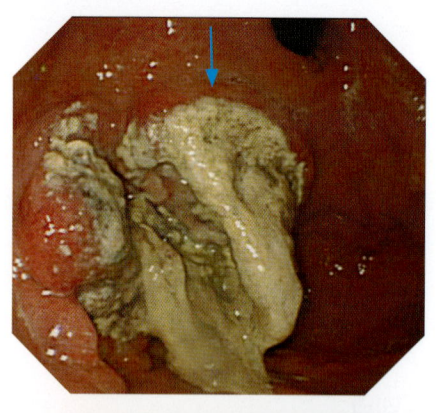

図19 穹窿部にみられる潰瘍型胃悪性リンパ腫の内視鏡像
厚い白苔を有し，潰瘍と周辺粘膜の境界が明瞭である（矢印）．

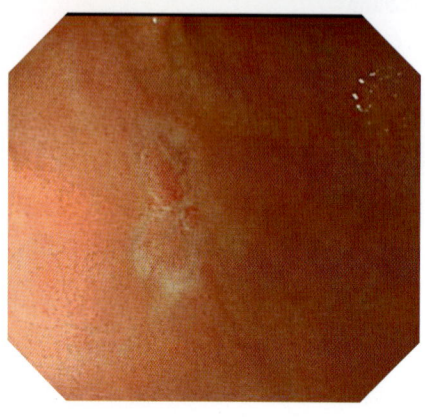

図20 胃角部前壁大彎に存在する類Ⅱb型早期胃癌（印環細胞癌）の内視鏡像
周辺粘膜と比べて褪色した病変を認め，色調変化の範囲が比較的明瞭（領域性あり）である．

D 平坦な病変

1 Ⅱb型早期胃癌とその類似疾患

　平坦な病変は，腫瘍性か非腫瘍性かを鑑別するために，**粘膜の色調（発赤ないし褪色）**とその**領域性（病変の境界が全周にわたって認められるか否か）**に注目する．領域性のある色調変化を認めた場合には，まずⅡb型早期胃癌（図20）を疑う．一般に発赤調を示す場合は分化型腺癌，褪色調を示す場合は未分化型腺癌のことが多い．ただし，MALTリンパ腫でも領域性のある色調変化を示すことがあり，内視鏡所見だけでは癌との鑑別がむずかしい症例がある（図21）．一方，粘膜の色調変化を認めても，領域性が明らかでない場合は非腫瘍性病変と判断し，慢性活動性胃炎や萎縮性胃炎と診断できる．

2 びまん浸潤型胃癌とその類似疾患

　胃壁や皺襞の広範な肥厚を伴う病変には，びまん浸潤型胃癌（図22），びまん浸潤型胃悪性リンパ腫（図23），乳癌の胃転移といった腫瘍性病変と胃蜂窩織炎（図24），好酸球性胃腸炎，肥厚性胃炎（Menetrier病），Cronkhite-Canada症候群，胃梅毒，自己免疫性汎胃炎などの炎症性病変が知られている．

　びまん浸潤型胃癌の原発巣は，**胃潰瘍様所見**（図22）や**未分化型早期胃癌様所見**（図25）を呈することが多いが，原発巣周辺の皺襞の腫大，蛇行，伸展性の低下などに注目して診断する必要がある．**特に比較的早期のびまん浸潤型胃癌は早期胃癌や胃潰瘍と誤診される**ことがあ

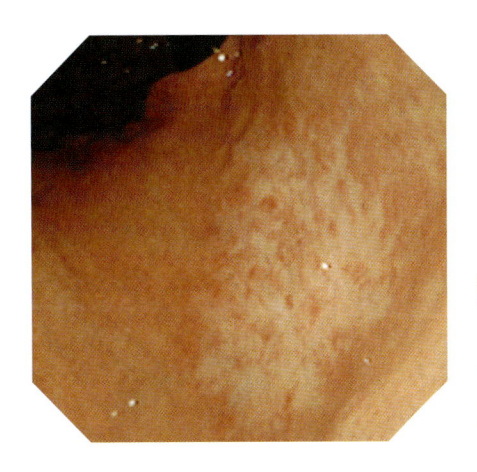

図21 胃体中部小彎に認める胃炎類似型胃MALTリンパ腫の内視鏡像

領域性のある褪色調の病変を認める．領域性を認めることから萎縮性胃炎との鑑別は容易であるが，Ⅱb型早期胃癌（未分化型癌）との鑑別は困難である．

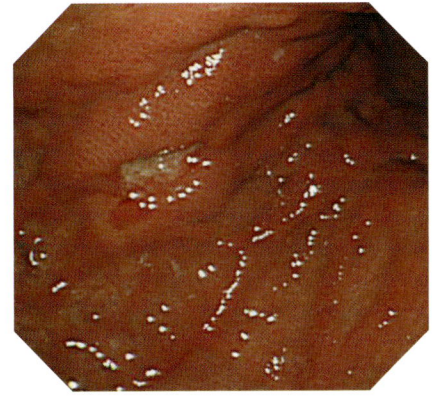

図22 胃体部に広範に広がるびまん浸潤型（4型）胃癌の内視鏡像

原発巣は類円形の陥凹を認め，周囲はやや隆起して非癌粘膜でおおわれている．一見して良性胃潰瘍と類似して悪性所見に乏しいが，原発巣周辺の皺襞の伸展性は不良である．

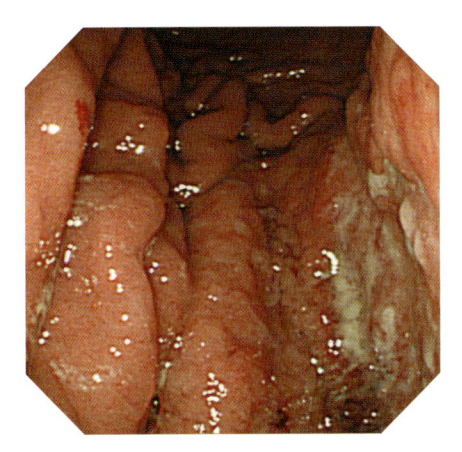

図23 胃体部を中心にみられるびまん浸潤型胃悪性リンパ腫の内視鏡像

後壁に潰瘍形成を認め，大彎の皺襞は明らかに腫大している．びまん浸潤型胃癌との鑑別が問題となるが，送気すると胃壁の伸展性は比較的保たれている．

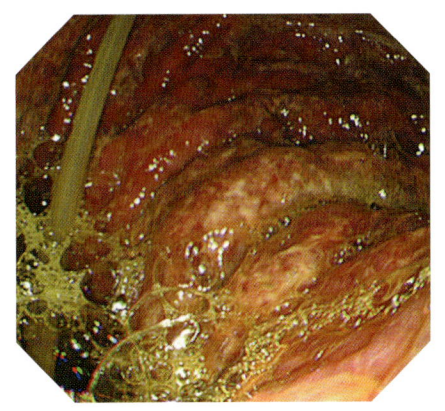

図24 胃蜂窩織炎の胃体部大彎の内視鏡像

皺襞は腫大し，粘膜は全体に強く発赤している．一部に褪色した部分がみられ，同部位から生検を行うと膿汁が流出した．

（赤松泰次ほか：胃蜂窩織炎．消内視鏡 21：415-418, 2009 より転載）

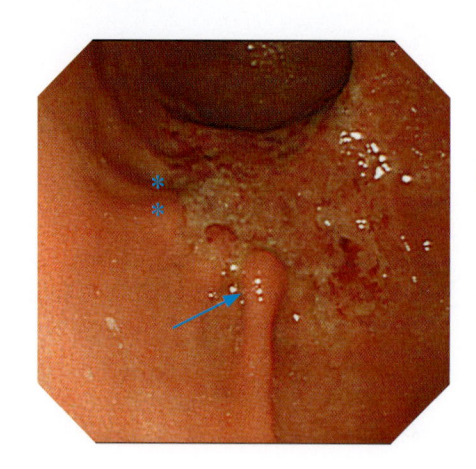

図25 胃体下部大彎後壁よりに認める早期胃癌類似進行癌の内視鏡像

未分化型早期胃癌に類似しているが，集中する皺襞先端の棍棒状変化（矢印）や周堤形成（＊）がみられ，深部浸潤していることがわかる．超音波内視鏡や胃X線検査を行ったところ，原発巣よりもかなり広範な粘膜下進展を認め，びまん浸潤型胃癌と判明した．
（赤松泰次ほか：胃癌の標準的な内視鏡診断．消内視鏡 22：12-17, 2010より転載）

り，皺襞の異常を認めた場合には超音波内視鏡やX線検査を行う必要がある．

文　献

1) 赤松泰次ほか：胃癌の標準的な内視鏡診断．消内視鏡 22：12-17, 2010
2) 赤松泰次ほか：通常光における胃隆起性病変の鑑別診断．胃と腸 47：1200-1208, 2012
3) 赤松泰次：私はこうしている―上手な生検採取のコツはこれだ！ 消内視鏡 23：80-83, 2011
4) 須澤兼一ほか：*Helicobacter pylori* 陰性胃MALTリンパ腫の1例．胃と腸 41：1352-1355, 2006
5) 赤松泰次ほか：胃蜂窩織炎．消内視鏡 21：415-418, 2009

4 十二指腸の病変

　十二指腸は小腸の最口側20〜30cmを占めるにすぎないが，胃に連続する臓器で胃液の流入・胆管・膵管開口部の存在など消化吸収の司令塔的役割を果たす重要な部位とされている．大部分は壁側腹膜で固定され可動性に乏しく，上部消化管内視鏡検査に使用される直視鏡では深部の観察は困難で，下行部までの観察がルーチン化されている．

　最近では，機器の改良やNBI，拡大内視鏡観察の導入により診断能は格段に進歩し，従来はまれとされてきた腫瘍性病変の報告も増えている[1]．しかし，従来から十二指腸では悪性疾患の頻度がきわめて低いとされ，ことに10mm以下の小さな病変の鑑別診断は曖昧にされてきた．特に原発性十二指腸癌はこれまでスクリーニング検査で見逃されることが多く，進行してから膵頭十二指腸切除術など侵襲の大きな外科的治療が選択される傾向にあり，早期診断が切に望まれる．今日ではルーチン検査に使用される汎用スコープでも最大近接で約20倍の拡大能を有し，絨毛外形程度の観察が可能となったが，漠然と観察しても鑑別診断のレベルアップは期待できない．①**診断のためには何をみるのか**，②**どう見つけて，どう診断するのか**が重要である．

　本項では日頃曖昧にされがちな小さな病変を中心に，通常の白色光観察によるスクリーニング検査における鑑別診断のポイントについて述べる．

A　正常な十二指腸

　胃前庭部から十二指腸は時計方向に捻れながら走行しており，幽門輪を介して球部は通常一つの部屋のように観察され，視野の右側にSDA（上十二指腸角）を認め下行部へと連続する（図1a）．下行部は横走するKerckring襞の存在により球部と一線を画し主乳頭が観察される（図1b）．直視鏡では乳頭は正面視困難なことが多く，守備範囲を超えるが，乳頭周辺に発赤，凹凸不整，出血があれば側視鏡による精査を追加する．粘膜表面には高さ数百μmの絨毛が無数に内腔に向かって密生しており（図1c），食道や胃とは明らかに異なった印象を受ける．**絨毛形態**はさまざまな病態によって変化が生じることが知られ，注目されてきた．わが国における健常ヒト十二指腸での絨毛外形[2]は指状・葉状・尾根状・旋回状の4型が混在してみられる（高さは約500μm，幅は150μm前後）．生理的に炎症を繰り返す十二指腸において，絨毛形態のみから正常と異常の境界を判断することは困難ではあるが，旋回状絨毛（図1d）は（球部で平均379μm）他の指状・葉状・尾根状絨毛に比較して有意に絨毛の高さが低い傾向を示し，これら3型の絨毛とは一線を隔す形態とも考えられ注目すべきであろう．十二指腸炎[3]や十二指腸潰瘍[4]では前述の4型以外にも萎縮した絨毛（萎縮型絨毛）が出現し，さらに腫瘍性病変では絨毛形態自体が消失し多彩な像を呈することとなる．また，十二指腸

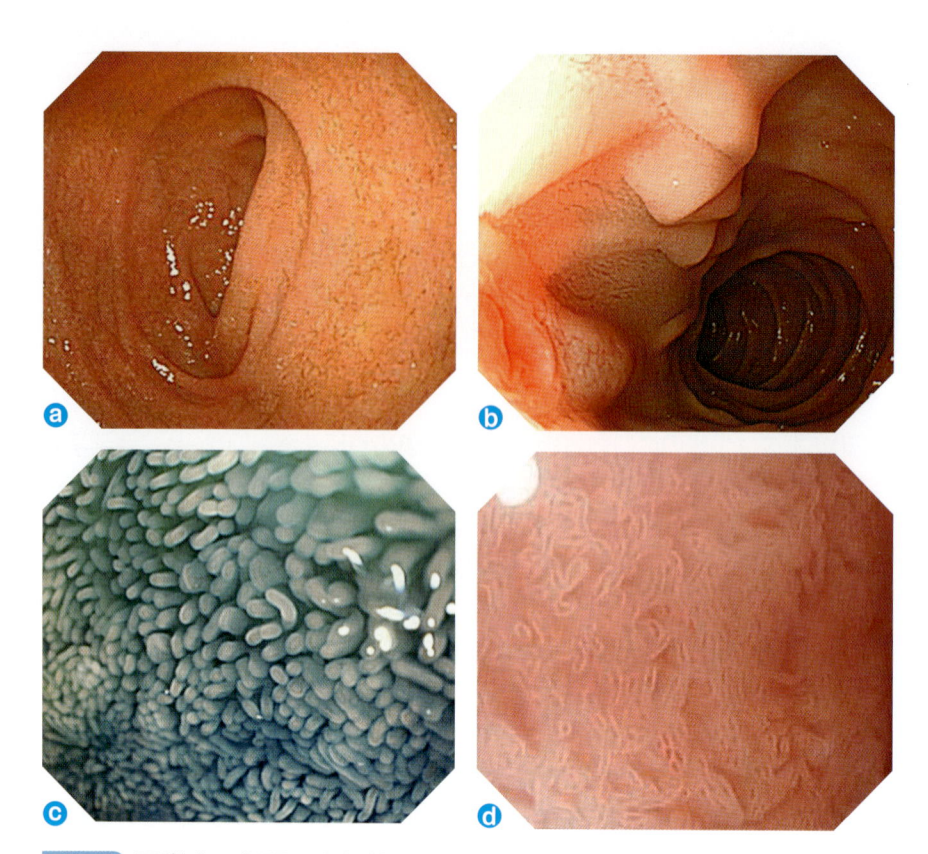

図1 正常十二指腸の内視鏡像
a：十二指腸球部　b：十二指腸下行部　c：林立する絨毛（インジゴカルミン染色）
d：旋回状絨毛（個々の絨毛が癒合している）

はBrunner腺の存在が特異的で，粘膜下層から一部粘膜固有層に位置し，その反応性変化がさまざまに病変を修飾することも，さらに診断を複雑なものにしている．

B 健常例でもよくみられる所見

1 多発する小隆起・小陥凹

a リンパ濾胞

　炎症とは無関係に集合リンパ系組織として存在し，絨毛数本分の小さな隆起（リンパ小節）あるいは陥凹（青色陥凹）として観察される（図2a，b）．**リンパ小節**は通常観察ではやや白色調を帯びた境界不明瞭な小隆起で，拡大観察ではドーム状隆起を呈し（リンパ濾胞の白色調が透けてみえる），表面の絨毛は花弁状で平坦化もしくは消失しており，毛細血管に乏しい（図2c）．一方，**青色陥凹**はやや青味を帯びた小陥凹として観察され，拡大観察すると陥凹部は丈が低くサイズの小さい絨毛に置換され，毛細血管がまばらとなっている．両者はリンパ濾胞の反応に伴う観察時相の違いによるものと推察される．いずれもメチレンブルー染色では淡く染色される．

b 胃粘膜島

　境界明瞭な白色調〜発赤を伴った小隆起でリンパ濾胞とは異なり，メチレンブルー染色で

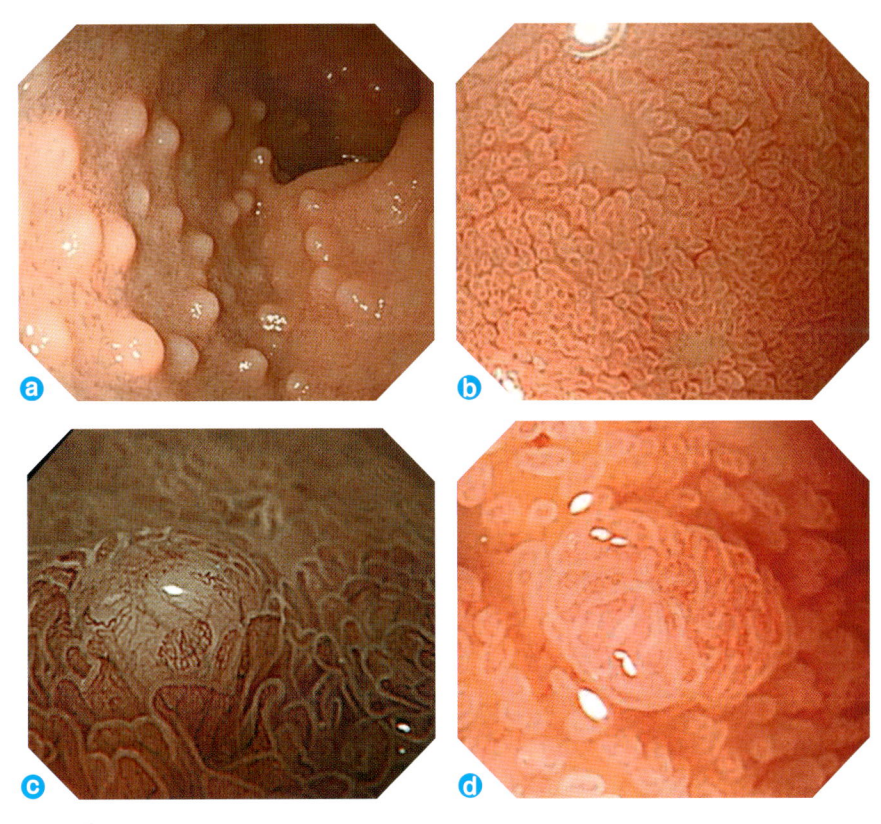

図2 リンパ濾胞，胃粘膜島
a：リンパ小節　b：青色陥凹　c：リンパ小節（NBI併用拡大観察像）
d：胃粘膜島

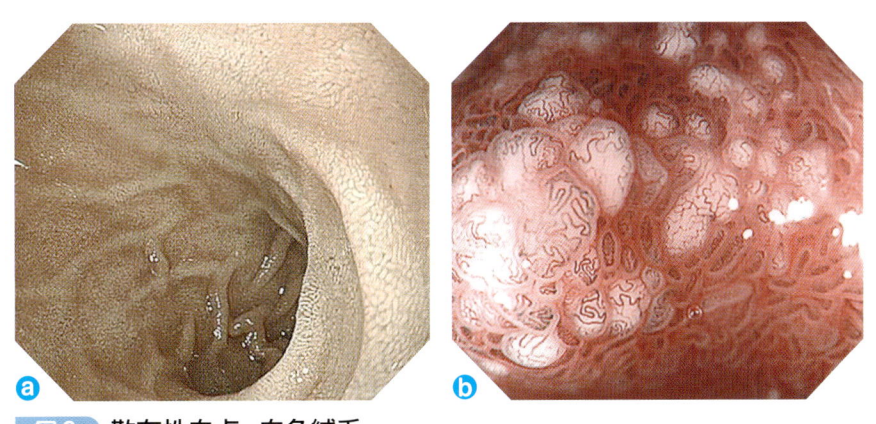

図3 散布性白点，白色絨毛
a：白色絨毛　b：散布性白点（拡大観察像）白点の表面には毛細血管が観察される．

はまったく染色されない．近接すると胃の腺窩模様に酷似したドーナツ模様を呈す（図2d）．後述する異所性胃粘膜の一形態と考えられ，炎症との関連は不明である．

2 散布性白点，白色絨毛

　ときに粘膜の白色化がみられ，粟粒大のものが散在する状態を**散布性白点**，びまん性のものは**白色絨毛**と呼称される（図3a）．吸収された脂肪の移送が遅れて絨毛内の乳び管に残っ

ている状態で病的意義は乏しいが，食後7〜8時間以上経過していれば糖尿病など胃排出機能の遅延が示唆される．まれに濾胞性リンパ腫・MALTリンパ腫や膵癌など悪性疾患によるリンパ流の障害から生じる場合もある．後述の「**絨毛の白色化**」とは異なり白色化した粘膜表層に微小血管が観察される（図3b）．

C びまん性病変の鑑別診断

1 十二指腸炎

　十二指腸炎の定義は曖昧であるが，原因が明確でない非特異性（原発性）と，まれではあるが原因（Shönlein-Henoch病や膠原病など全身性疾患，薬剤，原虫・寄生虫，炎症性腸疾患など）の明らかな特異性（続発性）とに分けられる．前者は球部に多く，後者は下行部以深に多い傾向があるが，内視鏡所見に大きな違いはみられず，問診は重要で生検が診断に有用な場合がある．筆者らは非特異性十二指腸炎を，①**発赤型**，②**びらん型**，③**粘膜粗糙型**の3型に分類し，現在この分類が多く利用されている（図4a〜c）．発赤型とびらん型の両型には移行例も多く，大半は急性炎症性変化と考えられ，粘膜粗糙型は慢性の経過をとることが多く，**胃型上皮化生**を高頻度に認める（図4d）．十二指腸炎を十二指腸潰瘍の前段階とする見解もあるが否定的である[5]．

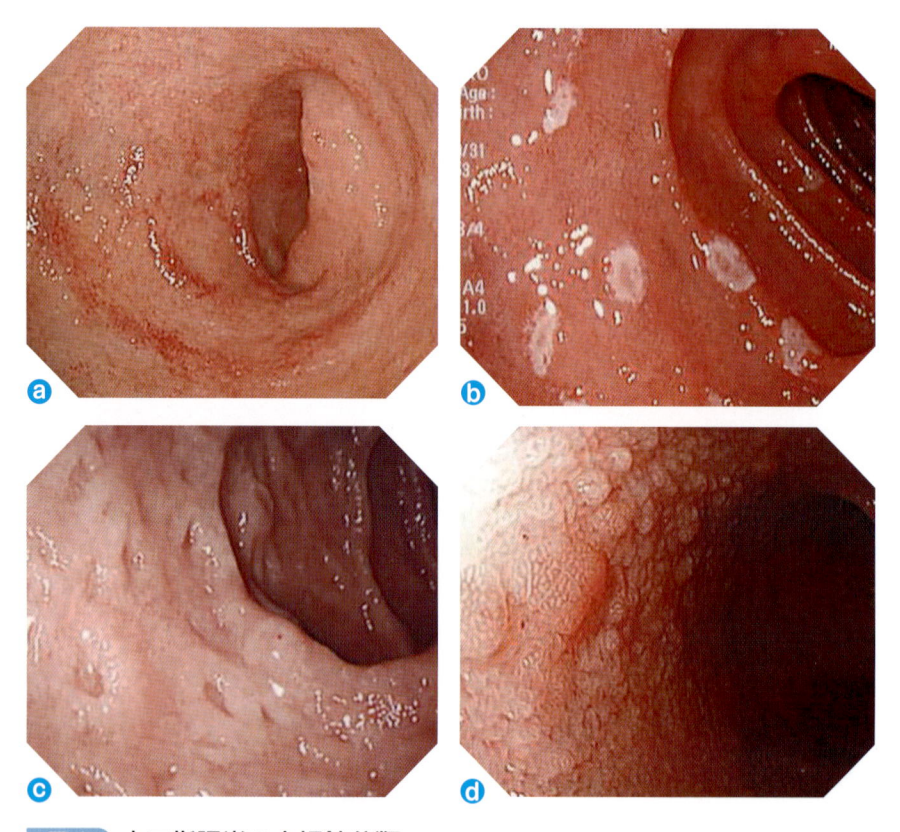

図4　十二指腸炎の内視鏡分類
　a：発赤型　b：びらん型　c：粘膜粗糙型　d：胃型上皮化生

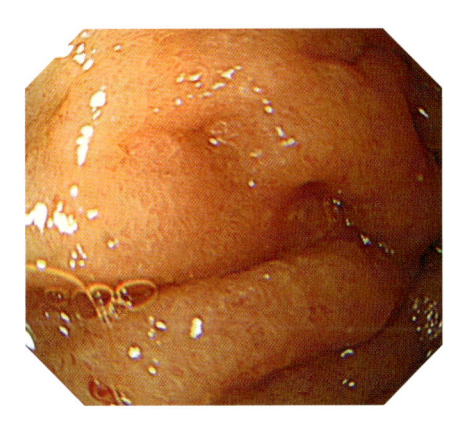

図5　アミロイドーシス

表1　十二指腸の腫瘍・腫瘍様病変

腫瘍性病変	非腫瘍性病変
● 上皮性腫瘍 　　腺癌 　　腺腫（管状・管状絨毛・絨毛・ 　　　胃型・Brunner腺腺腫） 　　カルチノイド ● 非上皮性腫瘍 　　GIST 　　悪性リンパ腫 　　脂肪腫 　　血管腫 　　平滑筋腫/肉腫 　　線維腫/肉腫 　　神経鞘腫 　　gangliocytic paraganglioma ● その他 　　転移性腫瘍など	● 腫瘍様病変 　　過形成性ポリープ 　　Brunner腺過形成 　　異所性胃粘膜 　　異所性膵 　　リンパ管拡張症/リンパ管腫 　　リンパ濾胞過形成 　　若年性ポリープ 　　Peutz-Jeghers型ポリープ 　　炎症性ポリープ 　　炎症性類線維性ポリープ 　　アミロイドーシス 　　黄色腫 ● 感染性 　　鉤虫・糞線虫・ランブル鞭毛虫 　　イソスポーラ症・Whipple病など

2 アミロイドーシス

　沈着するアミロイドはAA型とAL型が知られ，前者は慢性炎症に続発し，粘膜固有層・粘膜下層の血管周囲に沈着し，びらんや粘膜粗糙が生じる．後者は原発性アミロイドーシスで，粘膜筋板・固有筋層に沈着し，黄白色調の結節性肥厚・Kerckring襞の肥厚，伸展不良，易出血性がみられる（図5）．

D 腫瘍・腫瘍様病変

　乳頭部を除く原発性十二指腸腫瘍の発生頻度はきわめて低く，剖検例にみられた腫瘍性病変の0.02～0.5%にすぎず，その50%前後が良性腫瘍で占められる．最近は消化器内視鏡機器や，観察技術の進歩に伴い日常診療の場で遭遇する機会が増加している印象はあるものの，未だまれな疾患である．十二指腸にはさまざまな腫瘍・腫瘍様病変（表1）がみられるが，良

性上皮性腫瘍の中で臨床的に重要なのは腺腫である。まれな病変ではあるが前癌病変として注目され，癌との鑑別や腺腫内癌の診断に関心が高まっており，見逃しは許されない。

1 隆起性病変の鑑別診断

十二指腸では隆起性病変が圧倒的に多く，隆起の形態，色調，サイズ，絨毛外形の変化，陥凹・出血の有無などはもとより占拠部位に注目することも有用である。上皮性と非上皮性腫瘍の鑑別は，前者では隆起表面の性状が周囲粘膜と明らかに異なるのに対し，後者の場合には，隆起の被覆上皮は周囲粘膜と同様に絨毛でおおわれていることでほぼ診断可能である。ただ隆起部の絨毛は丈が低く幅広となる傾向を示し，炎症性変化によるものか胃型上皮化生粘膜を認めることが多い。

a ポリープ様形態を呈すもの

1) 腺腫・癌

腺腫と癌との鑑別には，大きさや肉眼型との間に相関関係はないとされ，生検でも両者の鑑別は困難であるとする報告が多い。最近，腺腫における**絨毛の白色化**が報告され，癌との鑑別に有用ではないかと注目された[6,7]。その成因は吸収上皮細胞内の脂肪粒の存在によるもので，吸収上皮細胞内でのカイロミクロンの合成・分泌過程の異常（遅延）によるものと推定されている。拡大観察では，絨毛内の毛細血管が透見されない点が前述した散布性白点や白色絨毛とは異なっている。筆者らの検討から，**絨毛の白色化**は癌で

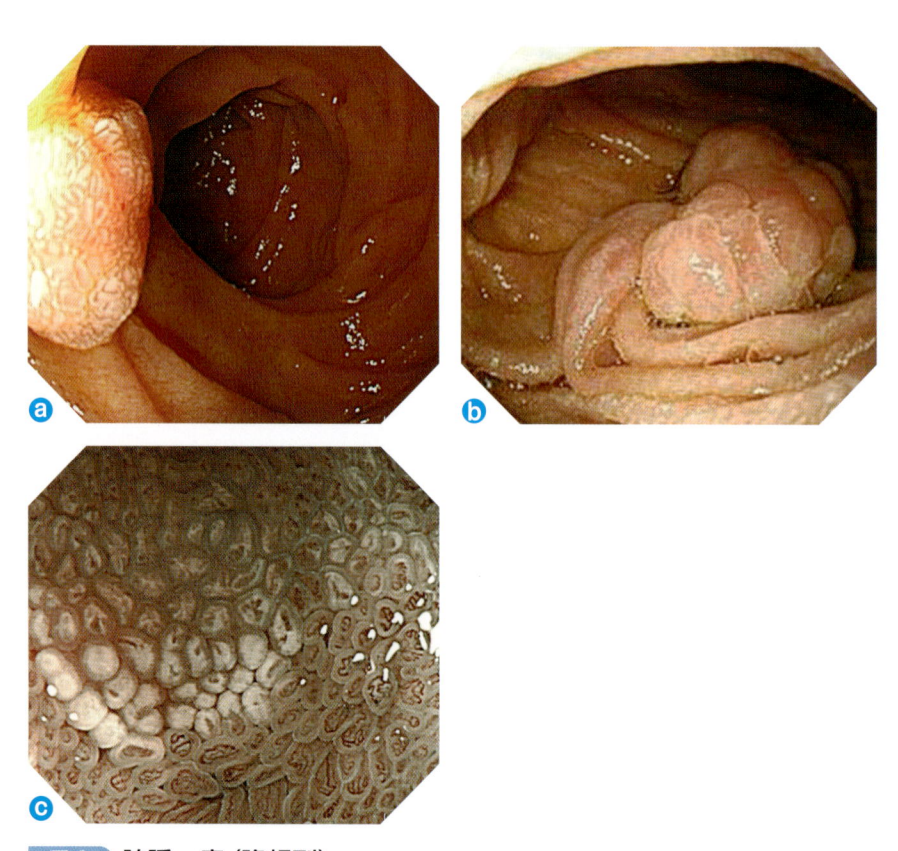

図6 腺腫・癌（隆起型）
a: 腺腫　b: 粘膜内癌　c: 絨毛の白色化（NBI観察），白点の表面では毛細血管が観察できない

も同様に観察されるため，両者の鑑別は困難である．しかし，程度の差はあるが通常の腸型腺腫，癌（胃型を除く）のほぼ全例に観察され，他の腫瘍性病変ではきわめてまれであることから腺腫や癌に特有の所見と考えている[8]．今日では5mm程度の小さな病変の報告も増えているが，絨毛の白色化は通常観察で容易に捉えられ，診断にきわめて有用な所見である（図6）．これまで腺腫はやや下行部に多く，癌は主に球部に存在するとされてきた．しかし，進行癌を含む十二指腸癌の集計では乳頭上部と乳頭下部で発生頻度に差はなく，下行部以深では観察が困難なことに加え腺腫・癌ともに陥凹型病変が多い傾向があり，見逃されている可能性も懸念されるとの報告もある．スクリーニング検査において十二指腸は可能な限り深部まで観察することが必要と考えられる．

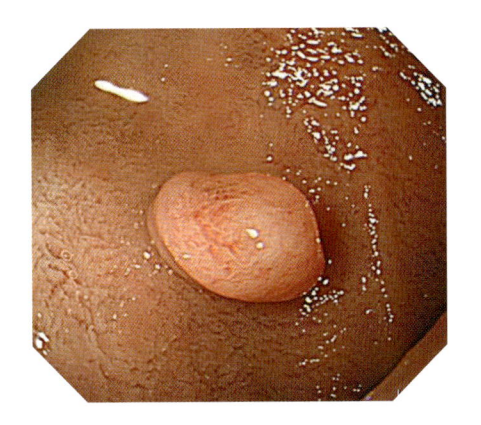

2) Brunner腺過形成（いわゆるBrunner腺腫）

良性隆起性病変の中では異所性胃粘膜とともに頻度が高い．10 mm程度までのものが多く，緊満しポリープ様にみえても，基部に粘膜下腫瘍の形質を残していることが多い．Brunner腺腫と呼称されるため，しばしば腺腫やBrunner腺腺腫と混同されるが，現在ではそのほとんどがBrunner腺の過形成（Brunner's gland hyperplasia）とする見解が一般的で，真の腫瘍性病変とは区分すべきとされている（図7）．

3) 異所性胃粘膜

先天性の病変とされ，厳密には組織学的に胃型被覆上皮と主細胞，壁細胞から成る完全な胃底腺を認めるものを**異所性胃粘膜**と呼ぶ（図8）．全体が胃の腺窩模様に酷似したドーナツ模様を呈す．十二指腸炎や潰瘍など後天的な炎症に伴い生じる胃型被覆上皮のみの**胃型上皮化生**とは区別されている．

4) 過形成性ポリープ・Peutz-Jeghers型ポリープ

まれに腺窩上皮型の過形成性ポリープ（胃上皮化生腺管または異所性胃粘膜の表層腺窩上皮の過剰増生と考えられている）や過誤腫の一種であるPeutz-Jeghers型ポリープがみられることがある．生検のみでは質的診断が困難なこともある．

b 粘膜下腫瘍様形態を呈すもの

通常観察のみでは鑑別困難だが，鉗子での**触知テスト**による硬さの程度，隆起表面の散布性白点や開口部の存在からある程度推定できる．しかし，生検では腫瘍成分の採取ができず確定診断が困難なことが多い．その場合でも腫瘍の増大傾向がないか，定期的に経過観察す

図7　Brunner腺過形成（いわゆるBrunner腺腫）

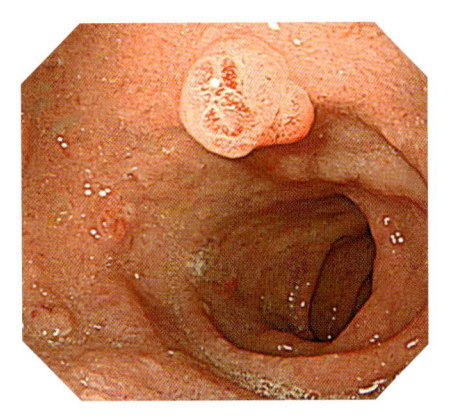

図8　異所性胃粘膜（孤立隆起型）

ることが不可欠である．

1) Brunner腺過形成, 異所性胃粘膜

最も頻度が高く，小さな丘状のものから10 cm以上にもなる有茎性のものまでさまざまである．ときに開口部を有し開口部や生検部から粘液の流出が観察されることもある（図9）．両者の鑑別は困難であるが，生検で胃底腺の存在が確認されれば，異所性胃粘膜と診断できる．また胃に発生する粘膜下異所性胃腺様に発育し，粘膜下腫瘍様を呈し，中心に陥凹を伴う病変も存在し，まれだが腺腫[9]や癌化例も経験され注意を要する（図10）．ちなみに開口部が顕著な粘液分泌型ポリープも知られているが，病態は明らかにされていない．

2) リンパ管拡張症, リンパ管腫（図11）

立ち上がりなだらかな隆起で，表面の一部に散布性白点を伴うことが多い．

3) カルチノイド腫瘍（図12）

球部に頻度が高く，消化管カルチノイド全体の14.9％を占め，直腸，胃に次いで多く認められる．立ち上がりなだらかな正常粘膜におおわれた隆起として観察され，淡黄色調を呈すこともあり，大きくなると立ち上がり急峻で中心陥凹や潰瘍形成を伴う症例も

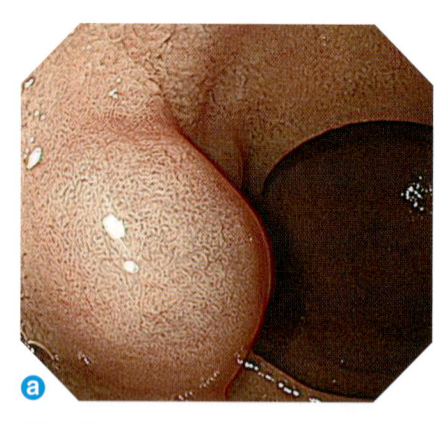

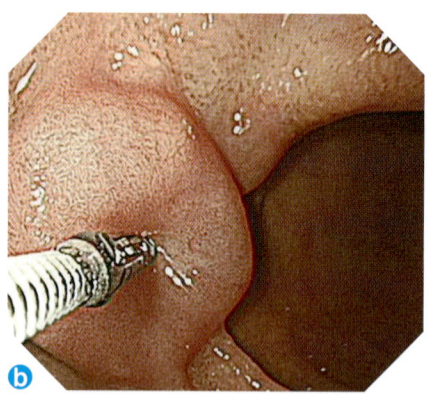

図9 Brunner腺過形成（嚢腫）
a：通常観察　b：触知テスト（cushion sign陽性）

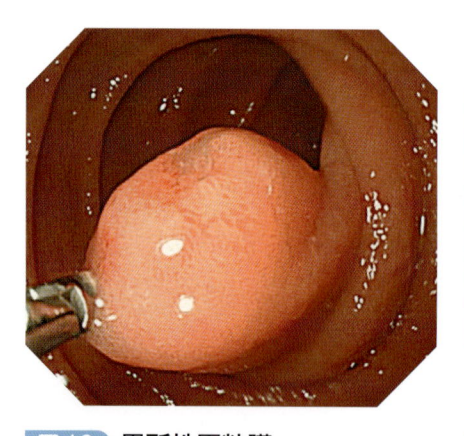

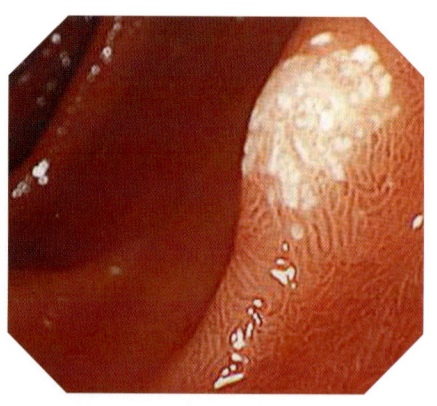

図10 異所性胃粘膜
粘膜下腫瘍様で頂部に発赤陥凹を伴っている．

図11 リンパ管拡張症

ある．Brunner 腺過形成や異所性胃粘膜でも同様に中心陥凹を伴うものがあるが，本症では硬く cushion sign 陰性である．

2 陥凹性病変の鑑別診断

a 十二指腸潰瘍（図13）

プロトンポンプ阻害薬など強力な酸分泌抑制薬の登場や H.pylori 除菌療法の普及により，従来多かった再発を繰り返す難治例を経験することはまれとなり，その臨床像は大きく様変わりした．ほとんどが球部に存在し多発例が多い．管腔が狭く治癒に伴い稜（ridge）を形成し，タッシェ（pouch）など偽憩室様の著明な変形をしばしば呈するのが特徴的である．病期の分類には胃潰瘍と同じく崎田・大森・三輪のステージ分類が使用される．球後部潰瘍はまれだが Zollinger-Ellison 症候群や Crohn 病，結核など特殊な病態を考慮する必要がある．

b 腺腫・癌（図14）

最近，下行部〜水平部において陥凹型腺腫・早期癌の報告例が増加している[8]．胃のⅡcあるいはⅡa＋Ⅱc型を呈し，絨毛の白色化が陥凹周囲に認められることが多い．進行癌の場合には管腔の狭小化を呈し，十二指腸原発か周辺臓器（膵・胆道系）の癌浸潤か鑑別が困難な場合も多い．図14b は胃型形質の腺癌で異所性胃粘膜（図10と同一症例）を発生母地に

図12 カルチノイド腫瘍

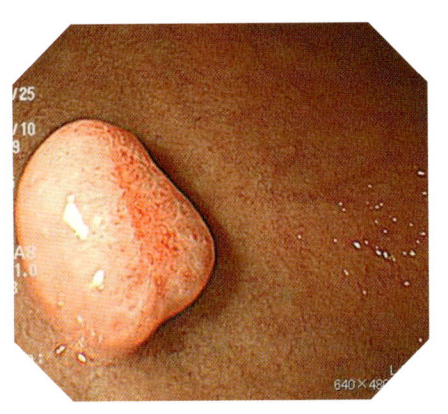

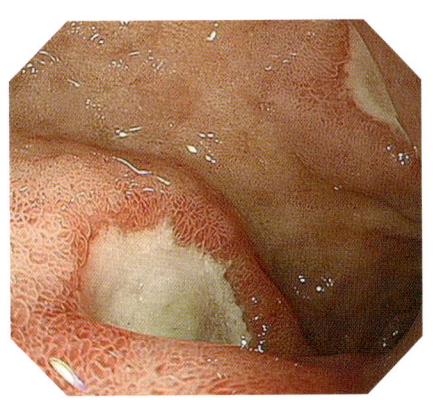

図13 十二指腸潰瘍（活動期）

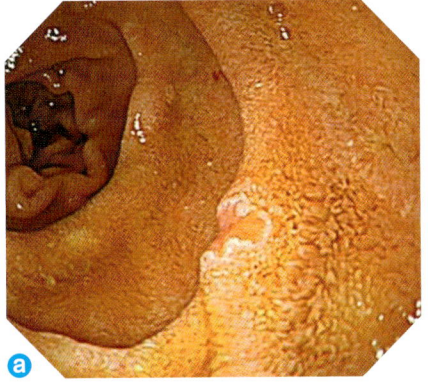

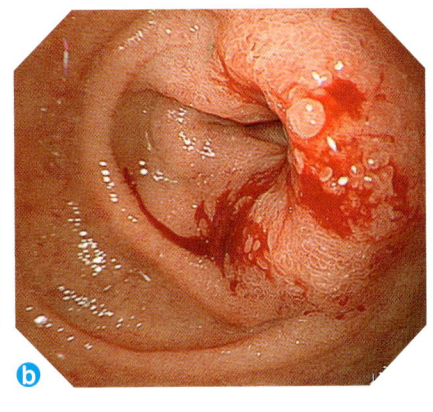

図14 腺腫・癌（陥凹型）
a：Ⅱc型腺腫　b：進行癌（図10と同一症例で5年後に通過障害で来院）

癌化したと推定される症例で，経過が追えたきわめてまれな癌である．経過観察の重要性を改めて喚起させられる．

E 乳頭部病変（図15）

乳頭部腺腫・癌といった腫瘍性病変，憩室が観察されることがあるが接線方向となり，全体像の把握は困難なことが多い．異常を疑えば，迷わず側視鏡での精査を追加する．

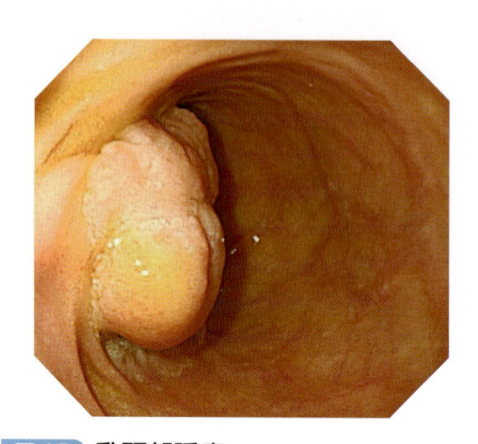

図15 乳頭部腫瘍
腺腫．乳頭は結節状で周囲に広範な絨毛の白色化を伴った平坦隆起を認める．

文 献

1) 稲土修嗣ほか：十二指腸疾患の拡大内視鏡診断．胃と腸 42：753-761, 2007
2) 稲土修嗣：小腸の絨毛の形態分類．消内視鏡 12：66-67, 2000
3) 稲土修嗣ほか：内視鏡分類にもとづく十二指腸炎の機能的ならびに形態学的研究．Gastroenterol Endosc 29：492-503, 1987
4) 稲土修嗣：十二指腸潰瘍の病態解明のための内視鏡診断．消内視鏡 9：493-499, 1997
5) 稲土修嗣：十二指腸の非腫瘍性びまん性病変の診断―非特異性十二指腸炎．胃と腸 37：773-780, 2002
6) 田中三千雄ほか：十二指腸における隆起性病変の拡大観察とその診断学的意義．胃と腸 38：1709-1720, 2003
7) Yoshimura N et al：Endoscopic features of nonampullary duodenal tumors with narrow band imaging. Hepatogastroenterology 57：462-467, 2010
8) 稲土修嗣ほか：十二指腸上皮性腫瘍の臨床診断と治療．胃と腸 46：1604-1617, 2011
9) 高野伸一ほか：異所性胃粘膜を発生母地として発生した十二指腸頸部粘液細胞型腺腫の1例．Gastroenterol Endosc 54：2225-2231, 2012

VI

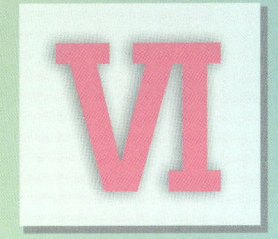

生検組織診断

1 生検採取のコツ

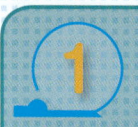

A 生検の目的

　生検は病変を診断するうえで，きわめて有用な診断法である．しかし，生検診断は決して「神の声」ではなく，診断のすべてを病理医に委ねることは慎まなければならない．内視鏡施行医は内視鏡所見を中心に診断をし，**生検はあくまで「補助診断」の一つと考えるべきである**．生検にはさまざまな目的があり，①内視鏡所見で悪性疾患と考えられ，精査として行う「確認のための生検」，②内視鏡所見では良性疾患と考えられるが，悪性疾患を否定するために行う「念のための生検」，③内視鏡所見では良性・悪性の鑑別が困難であることから行う「良性・悪性鑑別のための生検」，が一般的である．「その他の目的」として，境界がわかりにくい胃癌の範囲診断，*Helicobacter pylori* 感染診断，梅毒，結核，サルコイドーシス，アミロイドーシスなどの特殊な病変の診断に役立つ．

B 生検を上手に採取するコツ

1 採取部位の選択

　鉗子生検は病変の表面のごく一部をサンプリングするものであり，適切な部位から採取する必要がある．**適切な部位とは，腫瘍病変の診断目的の場合，腫瘍細胞が最も多く存在する場所である．**

　たとえば，図1のようなⅡc型未分化型早期胃癌の場合には病変内に粘膜島（インゼル）を伴うことがよくあるが，粘膜島は再生上皮または聖域（正常粘膜の取り残し）であるため，癌細胞が存在しないことが多く，生検部位としては不適切である．この場合には陥凹面より採取する．また，図2のようなⅡa＋Ⅱc型早期胃癌の場合，周辺隆起の部位は正常粘膜でおおわれており，この部位から生検組織を採取しても癌組織を採取することはできない．癌組織が表面に露出しているのは陥凹している部分であり，この部位より生検を行う．一方，図3のような胃潰瘍を認めた場合，鑑別すべき疾患はⅢ型ないしⅢ＋Ⅱc型早期胃癌であり，癌細胞が存在する可能性がある部位は潰瘍辺縁である．そのため，胃潰瘍の辺縁より数個生検を行う．陥凹部の白苔より生検を行っても壊死物質しか採取できず，鑑別に役立たない．

2 良好な視野の確保

　前方視型上部消化管用スコープは，鉗子チャンネルから挿入した生検鉗子が通常内視鏡画面の左下方から出るように設計されている．**生検する際の良好な視野とは，病変が存在する**

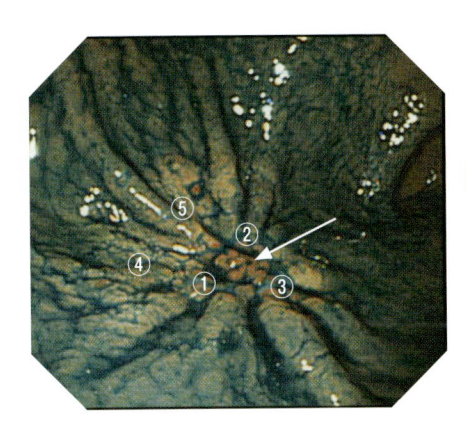

図1 Ⅱc＋Ⅱb型早期胃癌（印環細胞癌）の色素内視鏡像（0.2％インジゴカルミン散布像）

陥凹内に粘膜島（矢印）を認める．この粘膜島は再生上皮で，癌組織が存在しない可能性があるため，生検部位としては不適当である．癌組織を証明するためには，陥凹部（①②③）や周辺の随伴Ⅱb（④⑤）より生検を行う．
（赤松泰次：私はこうしている—上手な生検採取のコツはこれだ！消内視鏡 23：80-83, 2011 より転載）

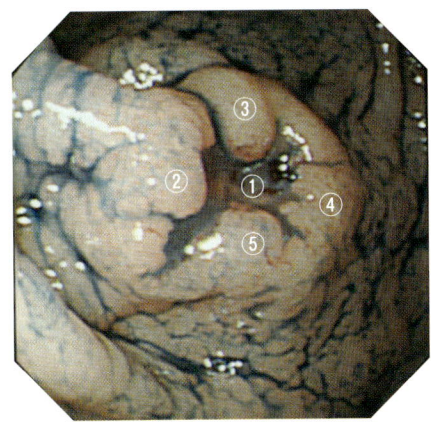

図2 Ⅱa＋Ⅱc型早期胃癌（高分化型管状腺癌）の色素内視鏡像（0.2％インジゴカルミン散布像）

周辺の隆起した部分（②③④⑤）は正常粘膜でおおわれており，この部位から生検を行っても癌組織を採取できない．癌が表面に露出している部分は陥凹した部分であり，癌組織を証明するためには①より生検を行う．
（赤松泰次：胃癌の標準的な内視鏡診断．消内視鏡 22：12-17, 2010 より転載）

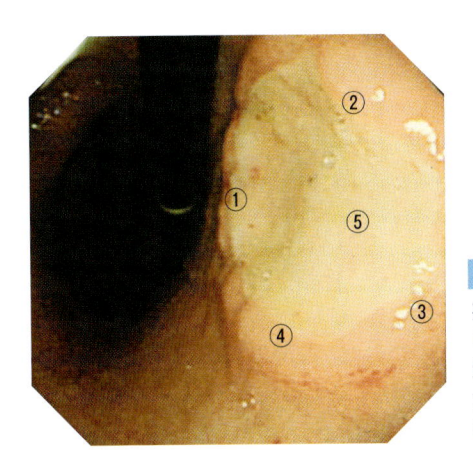

図3 胃潰瘍の内視鏡像

癌を否定するために行う「念のための生検」は，潰瘍の辺縁より採取する（①②③④）．白苔の部分（⑤）より生検を行っても壊死物質が採取されるだけで癌を否定することにならない．一方，悪性リンパ腫を否定する場合は，粘膜と白苔の境界からやや内側（白苔側）を狙って採取する．

粘膜面と生検鉗子の出る方向が一致した状態（病変を内視鏡画面の左下方に捉える），あるいは病変を真正面に捉えた状態である．良好な視野を得ることによって，スコープと病変との距離を適度に保つことができ，病変を直視しながら正確に生検組織を採取することができる．このような視野を得るためには，スコープのアングル操作や捻り，反転操作，送気量の調節，といったスコープのコントロールに慣れる必要がある．生検時のスコープ操作は，将来内視鏡治療を行うために重要なトレーニングになるため，普段から正確な「狙撃生検」を行うように心がけることが大切である．一方，図4のように，病変が内視鏡画面の上方や右方にみえる状態（悪い視野）で生検しようとすると，病変が近接になりすぎて直視しながら生検をすることができず，不十分な生検になりやすい．

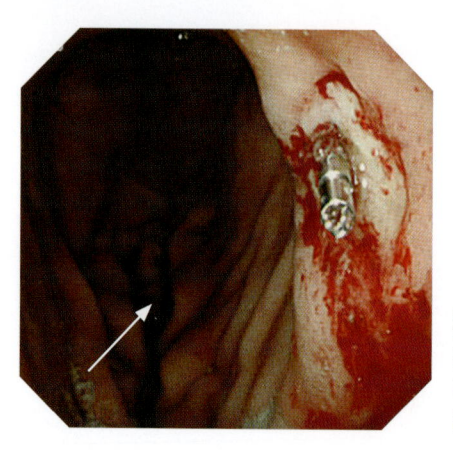

図4 胃体上部後壁に認める胃潰瘍の内視鏡像
露出血管を認めたため,クリップを用いて止血操作が行われている.病変が画面の右上方に捉えられており,この視野では正確な狙撃生検は困難である.矢印は生検鉗子が出る方向.

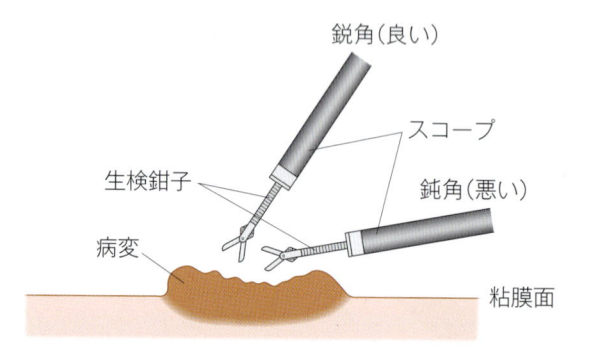

図5 生検の際の病変に対する生検鉗子の適切な角度
生検鉗子は病変に対して鋭角(可能な限り垂直方向)にあてるように心がける.

3 生検鉗子を病変に対して鋭角にあてる

　挫滅の少ない大きな生検組織を得るためには,病変に対して生検鉗子をできるだけ鋭角(垂直に近く)にあてるように心がける(図5).生検鉗子が病変に対して鈍角(水平方向)にあたると,生検鉗子がすべって正確な生検が困難になるだけでなく,挫滅の多い不十分な生検組織しか採取できないことが多い.
　胃体部後壁のように生検鉗子が鈍角にしかあたらない部位にある病変は,スコープの先端に透明キャップを装着すると生検採取が容易になることが多い.

4 血液の流れを考慮して生検組織採取の順序を決める

　生検組織を採取する際には少量の出血が必然的に生じる.同一病変から複数の生検を行う場合,最後まで病変が血液をかぶらないように血液の流れる方向を考えて採取する.病変に血液がかぶると視野の妨げになる(図6).受診者の体位や病変部位によって異なるが,**左側臥位の場合では通常肛門側から口側へ向かって血液が流れる**.したがって,生検組織の採取は病変の口側より開始し(図7, 8),1回目の生検によって生じた血液の流れをみて生検する部位の順番を決める.すなわち,血液の流れの下流に相当する部位から先に生検を行い,上流に相当する部位は最後に行う.

1. 生検採取のコツ　　**115**

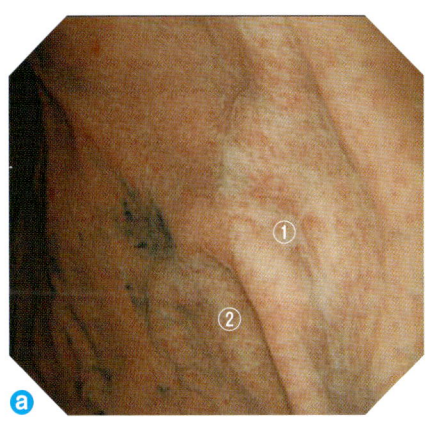

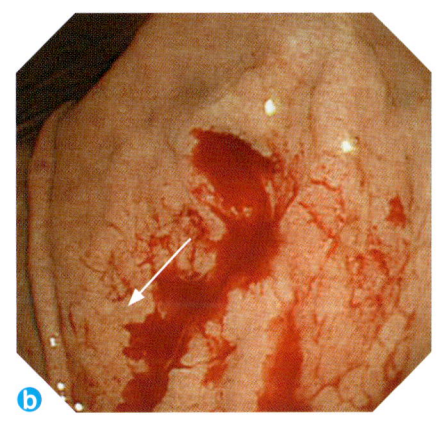

図6　胃体上部後壁に認める領域性のある褪色粘膜の内視鏡像（a）
Ⅱb型早期胃癌の可能性があるため，①の部位より鉗子生検を行ったところ，初回生検時に生じた出血のために病変が不明瞭になっている（b）．矢印は血液の流れる方向を示す．複数個の生検を行う場合は，②の部位より生検を開始すべきである．
（赤松泰次：私はこうしている―上手な生検採取のコツはこれだ！　消内視鏡 23：80-83, 2011 より転載）

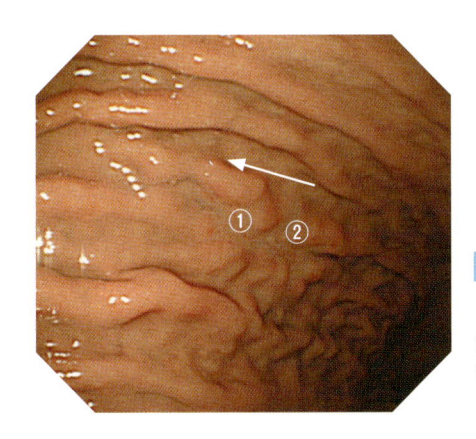

図7　胃体中部大彎に認める早期胃癌類似型胃MALTリンパ腫の内視鏡像
矢印は血液の流れる方向を示す．生検を行う場合は，下流側に相当する①の部位より生検を開始する．上流側に相当する②から先に生検してはいけない．

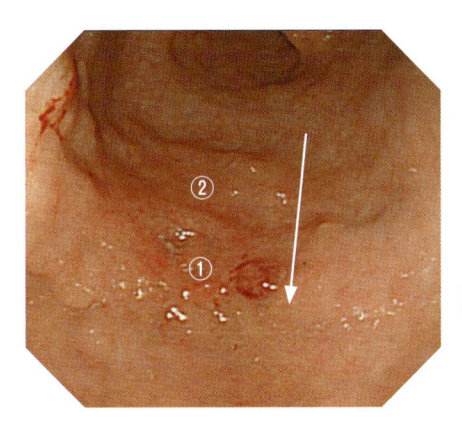

図8　前庭部大彎に認めるⅡc型早期胃癌
矢印は血液の流れる方向を示す．生検を行う場合は，下流側に相当する①の部位より生検を開始する．上流側に相当する②から先に生検してはいけない．

C 病理依頼書の書き方のコツ

　病理依頼書を書く際には，生検の目的を明示することが大切である．「念のための生検」や「確認のための生検」の場合は問題が生じることは少ないが，「良性・悪性鑑別のための生検」や「その他の目的」で生検する場合は特に注意が必要である．このような場合はまず，内視鏡診断（臨床診断）として最も可能性が高い診断名を書き，内視鏡所見の欄に病変のスケッチと生検採取部位，鑑別すべき疾患を明記する．生検標本を診断する病理医にとって，胃癌や胃腺腫といった上皮性腫瘍性病変の診断は比較的容易であるが，悪性リンパ腫（特にMALTリンパ腫のようなlow grade 病変）は依頼書の中に悪性リンパ腫の可能性を言及しておかないと，単なる炎症性細胞浸潤と誤診することがある．また，特殊な胃炎の場合でも，依頼書の中に鑑別すべき疾患をあげておくと，必要に応じて特殊染色を行うことによって確定診断がつく場合がある．

　内視鏡診断と生検組織診断の間で大きな乖離を認める場合は，一方的に生検組織診断を「鵜呑み」にせず，いろいろな間違いの可能性を考慮しなければならない．表1に乖離が生じる原因を示す．このような場合には，まず病理組織診断を行った病理医と直接面談して十分なコミュニケーションをとることが大切である．さらに，内視鏡を行う医師自身もある程度生検組織診断ができる能力を身につけ，問題のある症例については自らプレパラートをみる習慣をつけることが望ましい．

表1　内視鏡診断と生検組織診断に乖離が生じる要因

1. 臨床側の要因	1) 内視鏡診断の誤り 2) 病理医へ伝える情報の不足 3) 生検の採取部位が不適切 4) 採取した生検組織が小さすぎる 5) 生検組織の挫滅が多い
2. 病理側の要因	1) 病理組織診断の誤り 2) 病理診断報告書の記載内容が不適切
3. 偶発的な要因	1) 検体の取り違え 2) 病理依頼書や病理診断報告書への記入ミス 3) プレパラートへのラベルの貼り間違い

（赤松泰次：消内視鏡 23：80, 2011 より改変）

文　献

1) 赤松泰次：私はこうしている―上手な生検採取のコツはこれだ！ 消内視鏡 23：80-83, 2011
2) 赤松泰次ほか：胃癌の標準的な内視鏡診断．消内視鏡 22：12-17, 2010

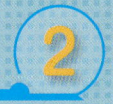

2 臨床医に必要な生検組織診断の知識

　消化管を専門としていない病理医が消化管疾患すべてを熟知することは現実的に無理であり，それをカバーするためには**消化管専門の臨床医がそれぞれの疾患を熟知して，的確な鑑別診断を含めた臨床診断を提示することが重要である**．そして，臨床医は病理診断の意味を理解し，その有用性と限界あるいはピットフォールを知り，臨床的に疑問がある症例（臨床像と病理診断に乖離がある場合）は病理医と十分討論し，**場合によっては他の病理医へコンサルトすることが重要である**．

　本項では，生検組織診断を有効に活用するために必要な病理学的知識について，特に生検が有用な上皮性病変（あるいは表在性病変）を主体に概説する．

A 食道の生検組織診断

1 良性上皮性病変

- 感染症はカンジダ，サイトメガロウイルス，ヘルペスウイルスが多い．カンジダ検出にはPAS染色（図1a）やグロコット染色が有用である．ウイルス感染は核内封入体（図1b）の出現に加え，免疫染色で確定できる．
- 著明な好酸球浸潤は好酸球性食道炎の特徴的所見であるが，逆流性食道炎などでも好酸球浸潤はみられるので，**その診断には臨床像が不可欠である**．

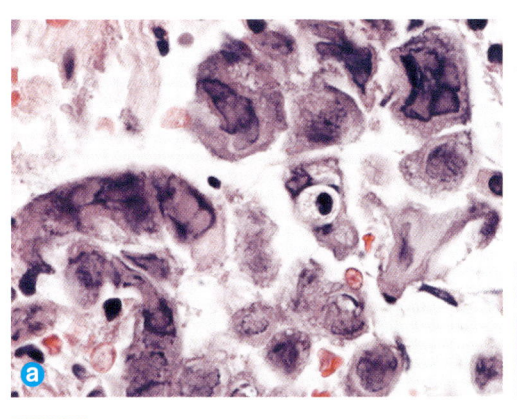

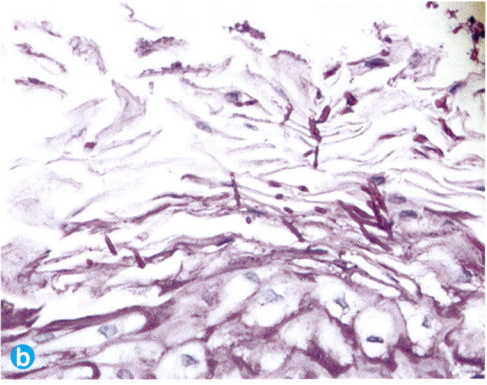

図1 食道の感染症
a：ヘルペスウイルス感染で棘融解を起こした多核扁平上皮細胞に，核内封入体を伴う．
b：カンジダの菌糸がPAS染色で明瞭化する．

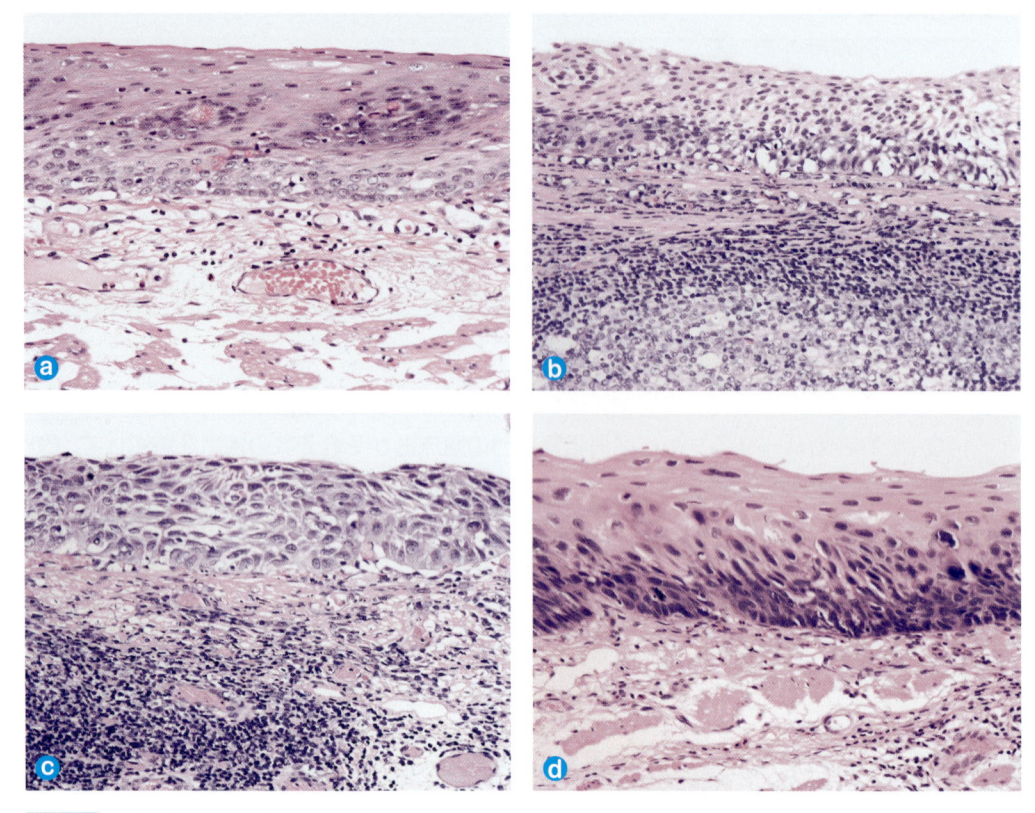

図2 食道上皮内腫瘍と上皮内癌
a：LG-IN　b：HG-IN　c, d：CIS
癌と判定できない異型を示す腫瘍で異型細胞の上皮内を占める程度でLG-IN (a) とHG-IN (b) に分類される．高度の異型を示すものは異型細胞の層と無関係に癌と診断される (c, d)．

- Crohn病で，食道病変（びらん，潰瘍）がみられることがある．頻度は低いが，類上皮細胞肉芽腫の検出率は他の消化管と同等である．
- 良性腫瘍様病変としては乳頭腫が多い．
- 腫瘍様病変としては糖原過形成 (glycogenic acanthosis) が代表的であるが，比較的若年者でこれが多発する場合はCowden病を疑う必要がある．

2 悪性上皮性病変

- 疣状癌 (verrucous carcinoma) は，細胞異型の程度では悪性とは判定できないきわめて高分化な乳頭状増殖と浸潤を示す扁平上皮癌で，生検では診断困難である．
- 類基底細胞癌，癌肉腫，小細胞型内分泌細胞癌などの特殊型食道癌も，適切な部位から採取されれば生検で診断可能であり，特に悪性度の高い組織型は治療方針に関わるので可能な限り生検診断する必要がある．**その場合，鑑別には免疫染色が有用である**．
- 悪性黒色腫は，黒色調を呈しないもの (amelanotic melanoma) も存在する．

3 上皮内腫瘍 (intraepithelial neoplasia)

- 上皮の構造ならびに細胞の異常から腫瘍と判断される病変のうち，上皮内に限局するものを上皮内腫瘍とする．

- WHO分類では，腫瘍細胞が上皮内の深層1/2までにとどまるものは低異型度上皮内腫瘍（low-grade intraepithelial neoplasia：LG-IN），それ以上を占めるものは高異型度上皮内腫瘍（high-grade intraepithelial neoplasia：HG-IN）と亜分類され，HG-INと上皮内癌はほぼ同義語である．
- 『食道癌取扱い規約 第10版』では，上皮内腫瘍のうち細胞および構造異型から癌と判定されないものについてWHO分類に準じLG-INとHG-INに分類する．すなわち，**上皮内の深層1/2までにとどまるもの（LG-IN相当）でも異型が高度であるものは上皮内癌と判定される**（図2）．
- 生検では，低異型度のものは非腫瘍性上皮との境界（oblique line）が確認できないと腫瘍と判定が困難であり，その場合はindefinite for neoplasiaと判定される．
- 生検でindefinite for neoplasiaやLG-INと診断された場合は，低異型度の癌も含まれることを念頭に置いて，臨床的に対応する必要がある．

4 Barrett食道（Barrett esophagus）

- 胃から連続性に食道に伸びる円柱上皮をBarrett粘膜と呼び，それが存在する食道をBarrett食道と呼ぶ．なお，円柱上皮の腸上皮化生の有無は問わない．
- **食道胃接合部を切除材料および生検組織所見のみで決定することは不可能である．内視鏡的に食道下端の柵状血管や胃粘膜襞などの臨床所見と組織所見から総合的に判断すべきである**．

B 胃の生検組織診断

1 炎症性および良性上皮性病変

- 慢性胃炎の多くは*Helicobacter pylori*（*H. pylori*）感染（B型胃炎）が原因であるが，自己免疫性胃炎（A型胃炎）や腸液逆流や化学物質によるもの（C型胃炎），全身疾患や炎症性腸疾患に関連するもの，薬剤性などさまざまな原因がある（図3）．
- *H. pylori*感染診断には，幽門前庭部大彎と胃体上部〜中部大彎の2ヵ所（腸上皮化生のな

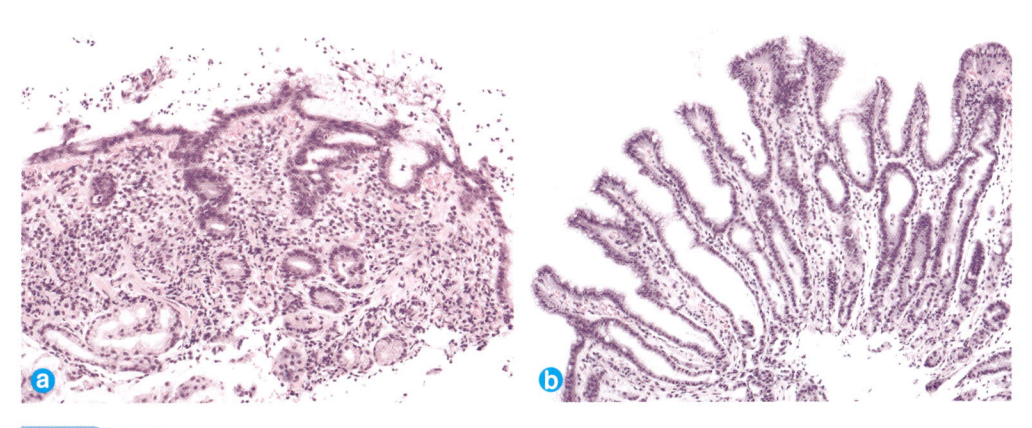

図3 胃炎
a：*H. pylori*感染による慢性活動性胃炎．著明な炎症細胞浸潤と上皮の再生性変化を示す．
b：残胃吻合部粘膜．炎症に乏しいが，粘液が減少し，蛇行した幼弱な上皮を示す．

い粘膜）から生検されることが望ましく，その同定にはギムザ染色などの特殊染色を併用することが望ましい．
- 過形成性ポリープは最も頻度が高い良性ポリープであるが，しばしば癌を併存する．
- 胃底腺ポリープは，家族性大腸腺腫症以外でも中年女性に好発し，通常は H. pylori 感染（−）である．まれではあるが，腫瘍性病変の併存の報告もある．
- 腺腫は腸型の管状腺腫が多いが，胃型の幽門腺型腺腫も存在する．

2 悪性上皮性病変

- 腺癌のうち，分化型と低分化型では低分化型のほうが高悪性度で予後不良であるが，分化型でも乳頭腺癌は脈管侵襲を高頻度にきたし悪性度が高い．
- 低分化腺癌は充実型と非充実型に亜分類されているが，充実型は分化型成分を伴うことが多く静脈浸潤を高頻度にきたすことより，分化型腺癌由来と考えられている．
- リンパ球浸潤癌はこれまで低分化充実型腺癌に含まれていたが，ほとんどがEBウイルス感染と関連があり，予後良好であることより，『胃癌取扱い規約　第14版』では特殊型の一つに変更された．
- AFP（α-fetoprotein）産生腺癌という名称は組織形態的分類でないので『胃癌取扱い規約　第14版』では廃止され，AFP産生が証明されることの多い組織型として肝様腺癌，胎児消化管上皮類似癌，卵黄嚢腫瘍類似癌があげられている．

3 生検組織診断分類（Group分類）（表1）

- 生検組織診断分類は『大腸癌取扱い規約　第7版補訂版』で変更された生検Group分類と整合性がとられ，**組織の異型度分類から病変の質的分類に変更された**．
- 胃癌の組織型は多彩であり，細胞異型や構造異型の乏しい癌も存在し，さらに炎症性変化も加わることが多いので，生検組織では確定診断がしばしば困難である．
- **腫瘍性か非腫瘍性かの判定が困難なものはGroup 2に分類され，結果的に再生異型から癌まで含まれることになるので，臨床的取扱いには注意が必要である**．深切り切片の作成，細胞増殖能やp53免疫染色などの追加検討が推奨されている．
- 低異型度の高分化腺癌（図4）を，経験が少ない病理医はGroup 2あるいはGroup 3（場合によってはGroup 1）と診断することがある．

表1　新Group分類と病変の関係

Group	定　義	実際に含まれる具体的病変
1	非腫瘍性病変	正常粘膜 再生上皮（異型なし／あり） ＊高分化腺癌（低異型度）
2	腫瘍と非腫瘍と鑑別困難	再生上皮 腺腫・癌
3	腺腫	腺腫 ＊高分化腺癌（低異型度）
4	腫瘍性で癌を疑う	腺腫（高異型度） 高分化腺癌
5	癌	癌（浸潤性／非浸潤性）

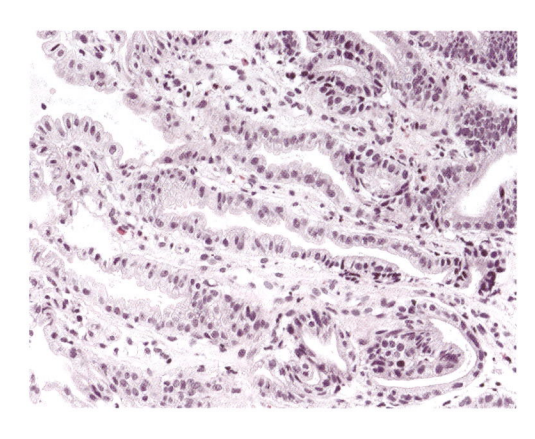

図4 胃低異型度高分化腺癌
胃腺窩上皮に類似し，N/C比は低く，核は基底膜側に位置しているので，再生上皮や過形成と誤認される可能性がある．

C 腸の生検組織診断

1 上皮性腫瘍および腫瘍様病変

- 通常の腸では粘膜にはほとんど炎症がないので，胃生検のように癌と再生上皮の鑑別が困難であることは少ない．
- **潰瘍性大腸炎などの炎症性疾患では再生異型か腫瘍性病変かの判定困難であることがあり，さらに腺腫と鑑別困難な超高分化腺癌もしばしば存在する**．
- villous tumorにおいては表面ではGroup 3（腺腫）としか判定できないものでも高率に癌を併存しており，しばしば深部で浸潤癌を伴う場合もある．
- 粘液癌の癌腺管はN/C比が低く，細胞異型のみでは癌と判定困難な場合がある．
- 痔瘻癌では腫瘍組織自体の採取も困難な場合があり，腫瘍が採取されても粘液癌の頻度が高いため癌の確定がしばしば困難である．
- 腺腫に扁平上皮化生を生じることがあり，癌と誤認される可能性がある．
- 粘膜脱症候群（深在性嚢胞性大腸炎），腺腫，過形成性ポリープ，炎症腸疾患など，癌でない腺管が粘膜下層に進入することがある．
- 粘膜脱症候群では，粘膜の腺管は粘液が減少し核が腫大するので腫瘍と誤認する可能性があり，特に深在性嚢胞性大腸炎では臨床的にも癌との鑑別が問題になる．
- **鋸歯状病変は，明らかに非腫瘍性である過形成性ポリープ**（図5a）**と腫瘍性である鋸歯状腺腫**（図5b），**組織形態的には腫瘍とは断定できないSSA/P（sessile serrated adenoma/polyp）に分類される**．
- SSA/Pは，増殖細胞の増加と分布異常および細胞分化の異常により，陰窩の拡張，陰窩の不規則分岐，陰窩底部の変形をきたし，不整な構造を示す（図5c, d）．

2 炎症性腸疾患

- **多くの炎症性疾患は生検組織のみでは診断困難である**．
- 生検組織のみで確定できる疾患は，特定の虫体による感染症（サイトメガロ，アメーバ，ランブル鞭毛虫，イソスポーラ，クリプトスポリジウム，腸管スピロヘータ症など）や特異的な組織変化がみられる疾患（collagenous colitis，リンパ球性腸炎）である．
- アメーバ虫体は融解壊死物質中に存在するので，それを疑った場合はびらん・潰瘍の中心

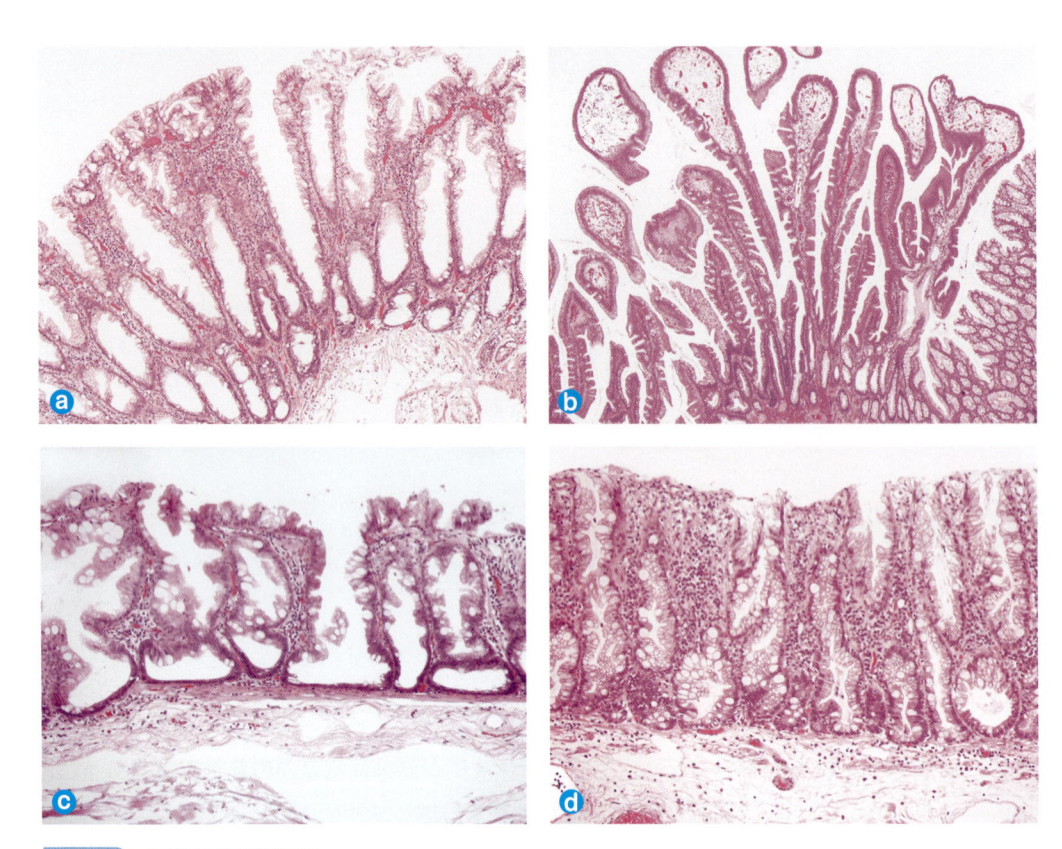

図5　大腸鋸歯状病変
a：過形成性ポリープ　b：鋸歯状腺腫　c：SSA/Pで陰窩底部の変形が著明なもの　d：SSA/Pで陰窩の不規則分岐が目立つもの

部の壊死物質を採取する必要がある.
- 虚血性腸炎はその特徴的組織像から診断可能であるが，**特定の原因（薬剤や病原性大腸菌など）の有無は臨床的に判定すべきである**.
- 潰瘍性大腸炎の組織像は粘膜内のびまん性活動性炎症が必須であるが，粘膜深部での形質細胞を伴う炎症（basal plasmacytosis）が特徴的像で，陰窩底部が破壊され，陰窩深部で陰窩膿瘍（crypt abscesss）を形成し，そして破壊された陰窩が再生する過程で腺管分岐や捻れ（crypt distortion）が生じる（図6a）.
- **Crohn病の組織像は基本的には異なるが，粘膜（生検組織）では潰瘍性大腸炎と同様の組織像を呈することがあるので，両者はIBD（inflammatory bowel disease）として一括して扱われている**.
- Crohn病の診断では肉芽腫の検出が重要であるが，100%検出されるのではなく，Crohn病以外でもさまざまな組織像を示す肉芽腫が出現する.
- IBDであっても炎症の程度や時期により組織変化はさまざまで，特徴的組織像を認めない場合は非特異性炎症としか診断されない.
- 感染性腸炎では，高度のびまん性炎症は潰瘍性大腸炎と共通であるが，好中球浸潤と陰窩膿瘍は表層主体で，basal plasmacytosisやcrypt distortionがみられない（図6b）.
- 食中毒などによる腸炎やBeçhet病/単純性潰瘍の組織学的変化としては特徴的なものはなく，生検は他疾患の除外にのみ有用である.

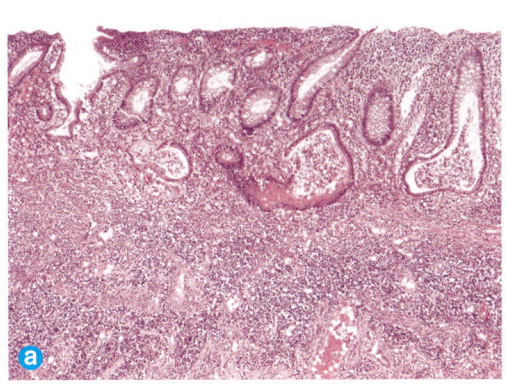

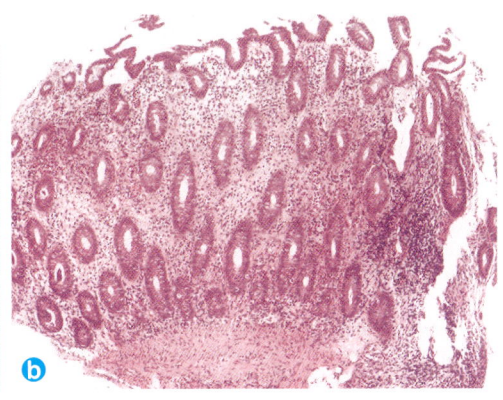

図6 大腸炎症性疾患
a：潰瘍性大腸炎．粘膜深部の著明な炎症（basal plasmacytosis）と拡張した陰窩深部の陰窩膿瘍，陰窩の捻れが特徴的．
b：感染性腸炎．びまん性炎症はあるが，basal plasmacytosis や陰窩の捻れを認めない．

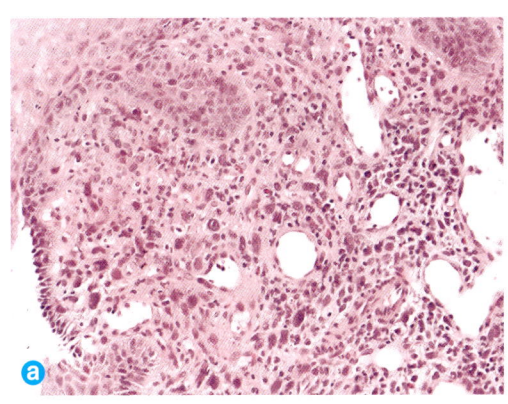

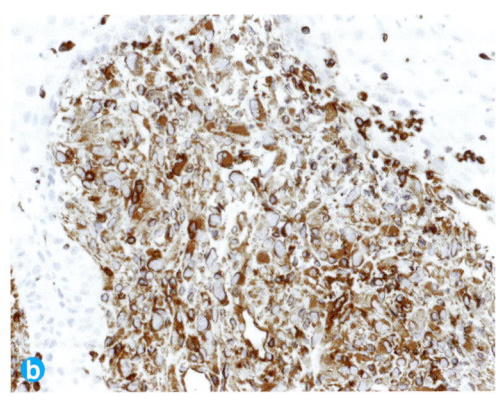

図7 反応性異型細胞
a：逆流性食道炎において間質に大型の異型細胞が出現．
b：それらは vimentin に陽性であり，線維芽細胞と考えられる．

D 全身疾患およびポリポーシス，その他の生検組織診断

- 非腫瘍性の上皮性ポリープ（炎症性ポリープ，若年性ポリープ，Peutz-Jeghers ポリープ，Cronkheit-Canada 症候群など）では，切除材料ではその特徴的組織像より鑑別可能であるが，生検組織というその部分像のみでは，確定診断はしばしば困難である．
- 高度の炎症，放射線，抗癌薬，ウイルス感染などにより出現する反応性・再生性異型細胞は癌と誤認するような異型性を示すことがある（図7）．
- 悪性リンパ腫のうち MALT リンパ腫や腸管 T 細胞性リンパ腫は細胞異型が軽度で，炎症性疾患としばしば鑑別が困難である．特に腸管 T 細胞性リンパ腫は腫瘤を形成せず臨床像も炎症性疾患に類似することがある．
- 原発巣か転移巣かの鑑別は組織像では困難なことが多いが，免疫染色（サイトケラチンの発現パターンや特徴的マーカー）が鑑別に有用な場合がある．

消化管の診療を行ううえでは診断のみではなく治療方針決定においても必要な知識，たとえば癌の発育進展様式や悪性度評価などの理解も必要である．本項では生検診断の有効活用（診断）に主眼を置いた重要事項のみの記述であることを理解いただき，診療の一部に役立てていただければ幸いである．

文　献

1) 日本食道学会（編）：食道癌取扱い規約，第10版，金原出版，東京，2007
2) 日本胃癌学会（編）：胃癌取扱い規約，第14版，金原出版，東京，2010
3) 大腸癌研究会（編）：大腸癌取扱い規約，第7版補訂版，金原出版，東京，2009
4) Bosman FT et al：WHO classification of Tumours of the Digestive System, IARC Press, Lyon, 2010
5) Kaminishi M et al：Gastric cancer treated in 1991 in Japan；data analysis of nationwide registry. Gastric Cancer **9**：51-66, 2006

VII

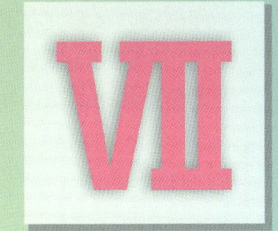

偶発症とその対策

VII 偶発症とその対策

　消化器内視鏡は診断から治療まで消化器疾患の日常診療に重要な役割を果たす．しかし，内視鏡は侵襲性を伴う検査であり，細心の注意を払っても偶発症は避けて通れない問題である．偶発症の危険性を念頭に置いた準備と説明，丁寧な対応が必要である．**最も大事なことは内視鏡検査の適応を判断すること**である．検査前の問診や情報提供書の内容，採血や腹部エコーなどで事前に得られる情報から適応を判断する．適応を判断した後は，患者に説明をして理解，同意を得たうえでていねいな内視鏡手技に努める．また，起こりうる偶発症やその対応策について熟知し，患者に応じた前処置・前投薬や抗血栓薬内服者に対する適切な休薬指示を行い，普段から内視鏡室のスタッフとの連携を含めた対応策を講じておくことが重要である．

A 偶発症に備えた環境整備

　偶発症に備えて各種マニュアルの作成，機器，薬品の整理を行い，医師，看護師，技師など内視鏡検査に関わるスタッフ全員で安全な内視鏡検査のための環境を整える．
　以下にポイントを記す．

1 手技の標準化と各種マニュアルの整備

① **説明同意書の準備**：偶発症に伴う**トラブルは説明不足が原因**であることが少なくない．内視鏡検査の必要性と同時に起こりうる偶発症について十分な説明を記載しておく必要がある．
② 内視鏡検査および前処置に必要な準備・対応の設定：問診などで確認する内容と確実に内視鏡室と検査医に伝える方法を標準化しておく．特に内服薬の確認方法と検査に伴い休薬すべき薬剤，継続すべき薬剤についての対応を標準化しておく．
③ 前処置，前投薬に関するマニュアル作成．
④ 内視鏡検査手技および検査中のモニタなど患者管理マニュアルの作成．
⑤ 事故対策マニュアルの整備：緊急時の対処，関連部門との連携などを標準化しておく．
⑥ 患者動線に沿ったリスクマネジメント：上部消化管内視鏡検査のオーダーから外来での検査結果説明まで一連の流れを標準化し各部署に周知する．

2 機器・薬剤の管理

① 内視鏡機器の洗浄管理と検査前の確認方法を確立しておく．
② 内視鏡機器，処置具，薬品のリストアップと管理を行う．
③ 前処置，前投薬や内視鏡検査に伴う急変時に必要な救急カートを用意し，急変時に備えた訓練を行う．

B 偶発症の種類と頻度

　上部消化管内視鏡における偶発症はどのようなものがあり，どの程度の頻度で起こるのであろうか．日本消化器内視鏡学会では5年ごとに消化器内視鏡関連の偶発症に関するアンケート調査を行っており，2003～2007年の5年間に行われた第5回全国調査報告が現時点で最新の調査結果である[1]．この報告をもとに前処置と上部消化管内視鏡検査に関連する偶

表1 前処置に関連する偶発症

	偶発症件数	死亡数
咽頭麻酔	38	0
鼻腔麻酔	8	0
鎮痙薬	37	0
鎮静薬	167	3
鎮痛薬	11	0
腸管洗浄液	114	8
抗凝固薬・抗血小板薬	67	0
その他	24	0
計	466	11

(芳野純治ほか：日本消化器内視鏡学会による消化器内視鏡関連の偶発症に関する第5回全国調査報告. Gastroenterol Endoc **52**：96, 表5, 2010)

発症について解説する.

1 前処置による偶発症と対策

2003〜2007年の5年間ですべての内視鏡検査,治療における前処置関連の偶発症は466件(0.0037％)報告され,11例(0.00009％)の死亡例が報告されている.3例が鎮静に関連するもの,8例は大腸内視鏡検査の前処置に関連したものであった.少ないながらも死亡例が報告されていることに注意が必要である.上部消化管内視鏡検査に関連するものとしては,鎮静薬167件(35.8％)が最も多く死亡例11例中の3例の原因が鎮静薬であり,いずれも呼吸抑制が原因であった.次いで多かったのは抗凝固薬・抗血小板薬67件(14.4％)で,咽頭麻酔38件,鎮痙薬37件と続き,これらに関連する今回の報告では死亡例は報告されなかった(表1).

前処置に伴う偶発症を予防するために最も重要なことは,アレルギー歴や内服薬などの患者情報を正確に把握することである.そのためには外来で内視鏡検査を指示する際と検査前の問診を医師,コメディカルの双方が確実に行い,その内容を正確に前処置施行者,検査医に伝えることである.内視鏡検査で使用する前投薬,咽頭麻酔薬,鎮静薬の禁忌疾患や使用上の注意を理解し,先に得られた情報をもとに適切な検査前の対応,前処置の選択を行う.また,異常が認められた場合に備えて,救急処置の準備と内視鏡スタッフによる救急訓練も重要である.具体的な注意点を以下に示す.

a 局所麻酔薬（lidocaine）

アレルギー反応に注意する.重篤な場合にはアナフィラキシーショックや気道閉塞が起こりうる.アレルギー歴を聴取する場合,具体的に抜歯や創傷処置,以前の内視鏡検査における麻酔でアレルギー症状がなかったか十分に確認する.さらに過剰投与による中毒症状(不安,興奮,多弁,しびれ,ふらつき,耳鳴り,血圧低下,徐脈)が知られている.lidocaineとして200mg以上の投与をしないよう,咽頭麻酔,スプレー,lidocaineゼリーなど使用する可能性のある薬剤をすべて含めた前処置方法の標準化が必要である.また,アレルギーや中毒症状が起こった場合に速やかな対応ができるよう救急カートなどの準備をしておく.

b 鎮痙薬

禁忌疾患を理解し,適応を判断する.

表2 上部消化管内視鏡検査（生検を含む）に関連した偶発症（384件）

	件数	比率（%）
出血（輸血もしくは入院）	122	31.8
裂創	88	22.9
前処置によるもの	80	20.8
穿孔	25	6.5
皮下気腫	8	2.1
縦隔炎	7	1.8
気管支痙攣	3	0.8
頸部フレグモーネ	3	0.8
その他	48	12.5

（加藤元嗣ほか：偶発症の実態と対策．消化器内視鏡ハンドブック，p74，表2，日本メディカルセンター，東京，2012）

① scopolamine butylbromide：副交感神経遮断作用により鎮痙作用を示すが，そのため緑内障，重篤な心疾患，前立腺肥大による排尿障害では禁忌である．
② glucagon：血糖コントロール不良の重篤な糖尿病，褐色細胞腫には禁忌である．
③ ミントオイル：2011年に上部消化管内視鏡において使用可能となった散布する鎮痙薬である．ハッカ（ミント）に対するアレルギーを有するもの以外では安全に使用可能であり，リスクマネジメントの観点から通常の内視鏡検査で使用されている．

c 鎮静薬

通常の上部消化管内視鏡検査における鎮静は意識下鎮静のレベルで行われる．抗不安作用をもち拮抗薬の存在するベンゾジアゼピン系鎮静薬が主に用いられる．過鎮静による呼吸停止や鎮静薬の残存による交通事故などを防ぐため，パルスオキシメータによるSpO_2のモニタリングを行い，低下した場合には呼名して呼吸を促すなど適正な対応を行う．

それとともに，事前に当日の自動車運転を禁止する，家族と一緒に来院，帰宅することを勧めるなど十分な説明を行うことが重要である．また，逆行性健忘の作用もあることから，検査結果の説明は後日改めて行うなどの対応も重要である．緊急時に対応できる酸素，救急カートと拮抗薬のflumazenilの準備をしておく．拮抗薬は鎮静薬よりも半減期が短いため，再鎮静には十分な注意が必要であることを説明する．

2 上部消化管内視鏡での偶発症と対策

日本消化器内視鏡学会の『消化器内視鏡ハンドブック』によると，偶発症に関する第5回全国調査報告の再集計で，生検を含む上部消化管内視鏡検査7,408,688件のうち，偶発症件数は372件（0.005%），死亡件数は14件（0.0002%）であった[2]．偶発症の内容としては，前処置に関連した偶発症を除くと，輸血もしくは入院を要した出血が122件（32.8%），裂創が88件（23.7%），穿孔が25件（6.7%）で，以下皮下気腫，縦隔炎，気管支痙攣，頸部フレグモーネが続く（表2）．穿孔部位としては，食道が52%と半分以上を占め，胃が20%，十二指腸が12%であった．それぞれの偶発症と具体的な予防，偶発症対策を示す．

a 出 血

十分な確認をせず無理に挿入したり，雑な内視鏡操作，過送気や嘔吐反射などにより出血や血腫を認めることがある．咽頭から食道入口部と十二指腸球部から上十二指腸角前壁はス

表3 欧州内視鏡学会の抗血小板薬の休薬基準（引用文献5，著者作成）

	血栓 低リスク	血栓 高リスク
出血 高リスク， EMR/ESD/ 膵嚢胞への EUS-FNA	● aspirin：5日間休薬 ● チエノピリジン 　→5日間休薬，可否を確認	● aspirin継続 ● チエノピリジン 　→aspirin置換
出血 低リスク	● 抗血小板薬継続	● dual therapyも継続

（Boustiere C et al：Endoscopy 43：445-461, 2011 より筆者作成）

コープがあたるために出血が起こることがある．止血操作を必要とする出血はまれであるが，過送気や無理な操作による粘膜裂創，特にMallory-Weiss tearではときにクリップなどによる止血手技が必要になることもあり注意が必要である．モデルなどによる手技の練習を十分に行い，解剖学的な構造を考え，必要な送気をして常に進行方向を確認し，スコープを消化管粘膜に接触させないように進めることで出血は回避できることが多い．生検後には少量の出血が起こるが，通常はすぐに止血される．しかし，0.002％で止血処置を必要とする出血が起こると報告されており，生検後に止血や止血傾向にあることを確認してから内視鏡を抜去する．また，生検鉗子の種類，生検した場所や深さ，抗血栓薬の服用や出血傾向などが生検後の出血原因となることがあるため注意を要する．特に重篤な肝疾患で凝固系に異常がある場合や血液疾患などで，全身的な出血傾向を有する患者には原則的に生検は禁忌である．

　抗血栓薬の服用患者については，出血予防の目的で一定期間の休薬を行うことが標準的な対応であった．2005年の日本消化器内視鏡学会指針では，生検の場合にはaspirinは3日間，ticlopidineは5日間，両者併用の場合は7日間の休薬が，warfarinは3～4日間の休薬が推奨された[3]．2006年に発刊された『消化器内視鏡ガイドライン　第3版』も同様の休薬であるが，この休薬期間は治療内視鏡など出血高危険手技に対する休薬期間であり，生検などの低危険手技の場合には休薬期間はさらに短くてよいとされている[4]．**近年は抗血栓薬の休薬による血栓塞栓症の発症リスクが重要視されるようになり**，2011年に公表された欧州消化器内視鏡学会のガイドラインでは，生検など低危険手技ではすべての抗血小板薬は継続，治療内視鏡でも休薬リスクがある場合にはaspirinを継続することが推奨された（表3）[5]．

　日本消化器内視鏡学会ははじめての試みとして抗血栓薬を使う側の学会（日本循環器学会，脳卒中学会，神経学会，血栓止血学会，糖尿病学会）と合同で**2012年7月に新しいガイドラインを発刊した**（表4）[6]．当然，抗血栓薬の休薬の必要性と危険性について十分な説明と同意のもとで行うことが求められる．新しいガイドラインでは**内視鏡検査では休薬不要となり，生検などの低危険手技も休薬せず行うことが可能**となった．しかし，出血を防ぐことは重要なことであり，休薬可能な場合には短期間の適切な休薬を行って構わない．休薬が危険な場合には休薬せず行うことになるが，万一の際に緊急止血処置が可能な施設で行うなどの対応が必要である．内視鏡検査の前処置による脱水も血栓塞栓症のリスクになるため，内視鏡検査前も飲水可能であることを説明し，必要な場合は補液を行うなどの配慮が必要である．一方，生検後は出血の状況をよく観察し，完全な止血確認はむずかしいが止血傾向にあることを確認してから検査を終了する．出血が続く場合にはsodium alginate, thrombinなどの薬剤散布，クリッピングなどの止血処置を実施する[7]．

表4　内視鏡時の抗血栓薬休薬期間（単独投与の場合）

内視鏡検査 単独投与	観察	生検	出血 低危険度	出血高危険度
aspirin	◎	○	○	○／ 3～5日休薬
チエノピリジン	◎	○	○	ASA, CLZ置換／ 5～7日休薬
チエノピリジン以外の抗血小板薬	◎	○	○	1日休薬
warfarin	◎	○ 治療域	○ 治療域	ヘパリン置換
dabigatran	◎	○	○	ヘパリン置換

投薬の変更は内視鏡に伴う一時的なものにとどめる．
◎：休薬不要，○：休薬不要で可能，／：または，ASA：aspirin, CLZ：cilostazol
（藤本一眞ほか：Gastroenterol Endoscopy 54：2095, 2012 より改変）

b 穿　孔

　上部消化管内視鏡の重篤な偶発症として消化管穿孔がある．内視鏡挿入時に梨状陥凹やZenker憩室で強く押しつけた場合や大きな体動などがあったときに起こりうる偶発症である．上部消化管内視鏡を挿入する際，強く圧迫すると穿孔を起こしやすい．微小穿孔では軽度の痛みや出血程度のこともあるが，粘膜面に亀裂が生じると空気が軟部組織に漏れ皮下気腫となり，呼吸困難やショックに至ることもある．皮下気腫は頸部周辺から顔面，前胸部に広がり，送気を継続した場合には気管圧迫による気道閉塞も起こりうるため注意が必要である．感染が加わると蜂窩織炎，縦隔炎となる．穿孔の可能性を疑った場合には，速やかに検査を中止しCT検査でわずかな気腫や炎症波及を見逃さずに診断することが重要である．早期に診断した場合，多くは絶飲食，抗菌薬投与で保存的に治療が可能である．縦隔炎に進展すると重篤となるので，時期を失せず外科的な処置を考慮する．

　胃穿孔は潰瘍底の穿孔などでは早期に症状が出るが，粘膜の亀裂程度でもその後に穿孔に至ることもあり，当初は症状に乏しくても腹痛や発熱に注意する．胃穿孔を疑った場合には，絶飲食，胃内容の持続吸引と酸分泌抑制薬と抗菌薬投与で経過観察する．微小穿孔ではクリップなどで内視鏡的な縫合を可能である．保存的治療にも関わらず，腹膜刺激症状が出現した場合や，腹膜刺激症状が悪化し広がる場合は外科的処置が必要となる．

　十二指腸穿孔は十二指腸下行部への内視鏡挿入を無理に行うことで，スコープが腹腔内に脱出するような大きな穿孔が球部前壁に生じることがある．この場合にはただちに外科的処置が必要である．

　消化管では固有筋層まで深く生検されることがないので，通常は生検で穿孔を起こすことがない．潰瘍底からの生検や，憩出を突き刺すように生検した場合に穿孔の報告があり，穿孔の危険を念頭に置いて生検鉗子の選択や部位の選択を行うことも重要である．

c 裂　創

　内視鏡挿入や過送気による嘔吐反射によって食道胃接合部から噴門直下に長軸方向に伸びる線状の裂傷（Mallory-Weiss tear）が観察されることがあり，通常は出血を伴っても経過観察で済ますことができるが，まれに大量出血で止血処置が必要なことがある．無理な内視鏡操作，特に反転操作や過送気には十分に注意を要する．

d その他

　内視鏡検査施行時には，検査に対する不安感，内視鏡による反射，消化管の拡張に伴う神経反射により自律神経活動の変動が起きる．また，不安から手を出す，大きく動くなどの行動やパニック発作を起こす場合も有り得る．いずれも重篤な偶発症に結びつくことがあるため，**十分な説明と安心感を与えるていねいな操作，対応が重要である**．特に自立神経の変動は致死的不整脈や心筋梗塞が誘発されることもあるため，十分な注意が必要である．経口内視鏡検査では経鼻内視鏡や鎮静下の検査と比較して，受診者の血圧が上昇することが知られている．高血圧症を有する受診者では血圧上昇が著明となり，脳出血などが誘発されることもある．内視鏡検査の施行前に血圧，脈拍など身体状態のチェックを行い，内視鏡検査前も降圧薬は内服することを説明することが重要である．

　その他，顎関節脱臼や唾液腺腫脹のほか，空気塞栓症などもまれな偶発症として報告されている．顎関節脱臼は自然に元に戻ることが多いが，困難例では用手的な整復を要する．歯の破折，脱落などはマウスピースの使用で予防できる．義歯の脱落，誤飲にも注意が必要である．

文　献

1) 芳野純治ほか：日本消化器内視鏡学会による消化器内視鏡関連の偶発症に関する第5回全国調査報告．Gastroenterol Endosc 52：95-103, 2010
2) 加藤元嗣ほか：偶発症の実態と対策．消化器内視鏡ハンドブック，日本メディカルセンター，東京，pp72-80, 2012
3) 小越和栄ほか：内視鏡治療時の抗凝固薬，抗血小板薬使用に関する指針．Gastroenterol Endosc 47：2691-2695, 2005
4) 小越和栄ほか：内視鏡治療時における抗血栓療法例への対応．消化器内視鏡ガイドライン，第3版，医学書院，東京，pp16-24, 2006
5) Boustiere C et al：Endoscopy and antiplatelet agents. European Society of Gastrointestinal Endoscopy (ESGE) Guideline. Endoscopy 43：445-461, 2011
6) 藤本一眞ほか：抗血栓薬服用者に対する消化器内視鏡ガイドライン．Gastroenterol Endosc 54：2075-2102, 2012
7) 間部克裕ほか：内視鏡治療における抗凝固薬，抗血小板薬の休薬方法．Gastroenterol Endosc 52：2976-2984, 2010

VIII

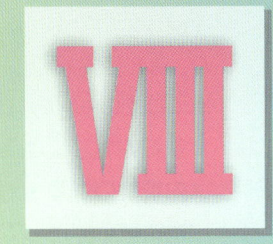

内視鏡室における感染管理の基本知識

VIII 内視鏡室における感染管理の基本知識

　消化器内視鏡は，消化器疾患の診断・治療には不可欠なものとなっている．これまで外科手術が困難であったような高齢者や合併症を有する患者にも内視鏡治療が行われるようになり，背景に易感染性を有する患者も少なくない．しかし，これまで消化器内視鏡の感染管理には，必ずしも十分な対策がとられてきたとはいえない．

　多くの施設では看護師や看護助手が内視鏡の洗浄・消毒業務を担当しているが，**感染対策は内視鏡の洗浄・消毒だけで完結するものではなく，安全な内視鏡医療を展開するためには内視鏡室全体としての取り組みがきわめて重要である**．わが国では1995年以降，内視鏡の洗浄・消毒に関するいくつかのガイドラインが公表され，改訂されてきた[1〜3]．また，2008年には日本消化器内視鏡学会および日本消化器内視鏡技師学会，日本感染環境学会の3学会からマルチソサイエティ・ガイドラインが作成され[4]，現在改訂作業が進行中である．本項では，ガイドラインを踏まえて，すべての消化器内視鏡に従事する医師が知っておくべき事項を中心に解説する．

A 消化器内視鏡を介した感染

　消化管には多数の常在菌が存在し[5]（図1），内視鏡は体液との接触を避けることはできない．かつて胃酸の存在のため胃に細菌は生息できないと考えられていた時代には，内視鏡スコープ表面を洗剤で洗うだけで次の検査が行われていたことがあった．その後，胃癌検診法として内視鏡が普及するにつれて，多数の施設から内視鏡検査後に発症する急性胃粘膜病変が報告されるようになった．当初はその原因は不明であったが，後の研究からこれらの多く

胃 $0〜10^2$
Lactobacillus
Candida
Streptococcus
Helicobacter pylori
Peptostreptococcus

結腸 $10^{11}〜10^{12}$
Bacteroides
Clostridium groups IV and XIV
Bitidobacterium
Enterobacteriaceae

十二指腸 10^2
Streptococcus
Lactobacillus

空腸 10^2
Streptococcus
Lactobacillus

回腸遠位部 $10^7〜10^8$
Clostridium
Streptococcus
Bacteroides
Actinomycinae
Corynebacteria

回腸近位部 10^3
Streptococcus
Lactobacillus

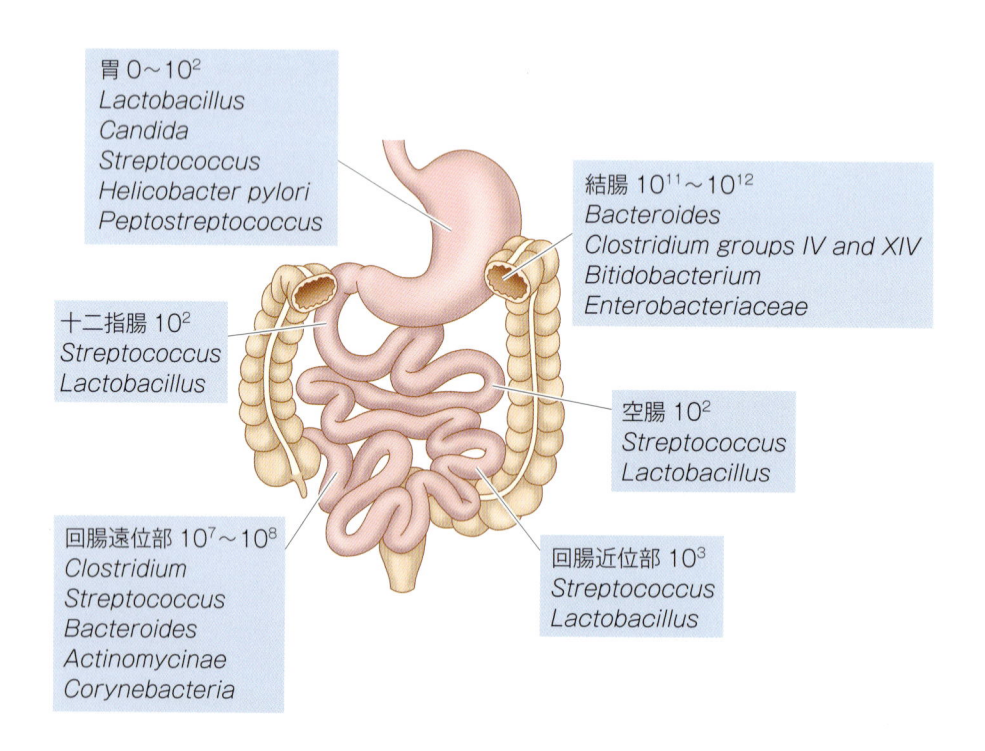

図1 消化管内微生物の分布　　（Sartor RB：Gastroenterology 134：577, 2008）

表1　内視鏡検査に関連して感染が報告されている微生物

細　菌	*Escherichia coli* *Pseudomonas aeruginosa* *Klebsiella pneumoniae* *Acinetobacter species* *Salmonella species* *Helicobacter pylori* *Bacillus species* *Staphylococcus species* *Streptococcus species*
真　菌	*Trichosporon beigelli*
ウイルス	HBV HCV

が内視鏡を介した*Helicobacter pylori*（*H. pylori*）の感染であることが明らかにされた[6〜7]．内視鏡検査の普及スピードと感染リスクの認識および対応のタイムラグにみられた事例とも考えられるが，胃癌の早期診断を目指して行われた内視鏡で，皮肉にも胃癌の原因となる細菌を感染させていたことになる．

　消化器内視鏡の感染対策の大きな目的の一つは，交差感染の予防，すなわち，内視鏡や処置具を介して病原微生物が感染することを防ぐことであるが，**内視鏡や処置具の洗浄，消毒のミスだけでなく，ヒューマンエラーを含む不適切な対応により，患者へも，そして医療従事者へも，今なお感染が起こりうることを理解する必要がある**．

1 内視鏡を介した患者への感染

　内視鏡を介した感染の報告は原虫，細菌，ウイルスまで存在し（表1），海外では1992年までに報告された感染事例などの推計で，180万件の内視鏡に1回の頻度との試算がある[8]．1993年以後の報告は減少しているが，内視鏡関連手技による感染事例としては，鎮静薬の同一バイアルからの複数回の吸引使用によるC型肝炎ウイルスの感染事例のように，静脈ラインからの感染の報告が多い．直接内視鏡に関連した事例としては，やはり不適切な内視鏡再処理による*Tricosporon*およびC型肝炎ウイルスの感染が報告されている．また，医療従事者の手指を介して内視鏡検査時に感染したと推定される*Acinetobacter*による心内膜炎の報告がある．わが国では，前述の*H. pylori*感染以外のものとして，1977年に日本消化器内視鏡学会消毒委員会が中心となり，B型肝炎を指標として内視鏡検査前後でのHBs抗原および抗体の変化を前向きに調査した報告がある．第1回調査では8.5％にHBVの感染を認めたが，グルタルアルデヒドを用いた消毒が導入された施設における，1982年からの第2回調査では内視鏡検査後のHBV新規感染は認めなかったと報告している[9,10]．

2 内視鏡医療に伴う医療従事者への感染

　医療従事者への感染の報告としては，注射針や穿刺針の誤刺によるものがある．*H. pylori*を指標として，内視鏡医療従事者の感染頻度を非従事者と比較した最近のメタアナリシスによれば，有意に内視鏡従事者に多いと報告されている[11]．

B 感染制御の原則（図2）

　消化器内視鏡における感染予防の原則は接触感染対策である．感染の成立には，原因微生物の存在と感染成立に十分な量の微生物との接触，感受性部位の存在，感染経路の存在が必要とされる．感染制御とは，一つ以上のこれらの要素を絶つことを意味する．**病原微生物の種類，行われる医療行為，宿主の免疫状態などに応じて，感染成立に関わる条件は異なる．このため，安全性が担保された感染対策が恒常的に行われることが重要である．**

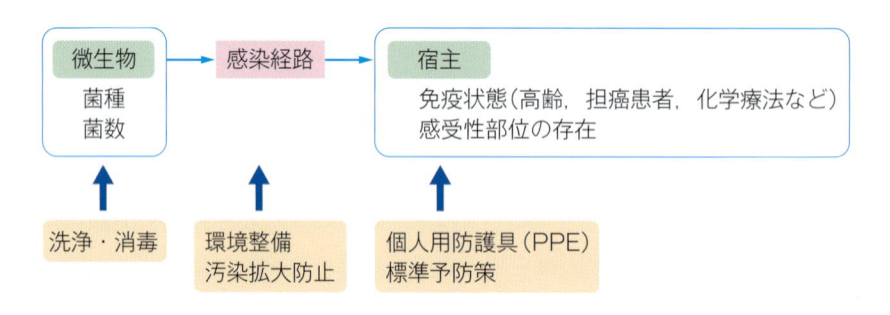

図2 感染成立に関わる要因と感染制御

C 内視鏡術者が行うべき感染対策

1 標準予防策（standard precaution）の順守と個人用防護具（PPE）の着用

　内視鏡従事者は，汗を除くすべての体液や排泄物を感染性と考え，傷のある皮膚，粘膜への感染防御を恒常的に行う標準予防策を実施しなければならない． 具体的には，手袋，ガウン，マスク，ゴーグルあるいはフェイスシールドなどの個人用防護具（personal protective equipment：PPE）を着用する．特に鉗子口からの体液の飛散に備えた眼の防御は盲点となりやすい．消化管出血など体液の飛散が予想される場合には，ビニールエプロンを着用する．

2 汚染拡大の防止

　内視鏡検査終了時のスコープや手袋，ガウンには体液が付着しており，ベッド周囲や内視鏡ハンガー，キーボードなどを汚染する可能性がある．このため，スコープ抜去終了直後にスコープ外表を濡れガーゼなどで拭い，近くに置いた洗浄液を十分に吸引する（図3）．また，使用される内視鏡が不潔な手指や内視鏡ハンガーへ接触することを避けるために，内視鏡の受け渡し方法を施設内で定めておく必要がある．山梨大学医学部附属病院では，検査終了後のスコープはハンガーには掛けず，上記操作を行った後，手渡し，あるいは検査台上のディスポーザブル・シーツの上に置くこととしている．また，検査ベッド周囲は整理整頓し，各ベッドサイドに医療用廃棄物入れを設置し，そこへ廃棄することで，汚染された手袋やガウンのまま移動することによる汚染の拡大を防ぐことができる（図4）．

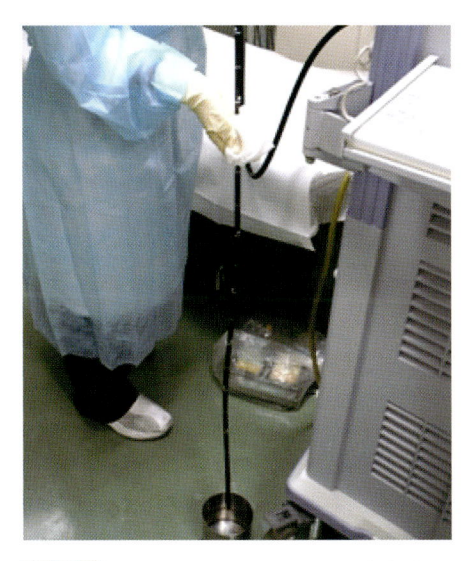

図3 ベッドサイドでの吸引洗浄
検査終了直後，体液が乾燥する前に200 mL以上の洗浄液を吸引する．

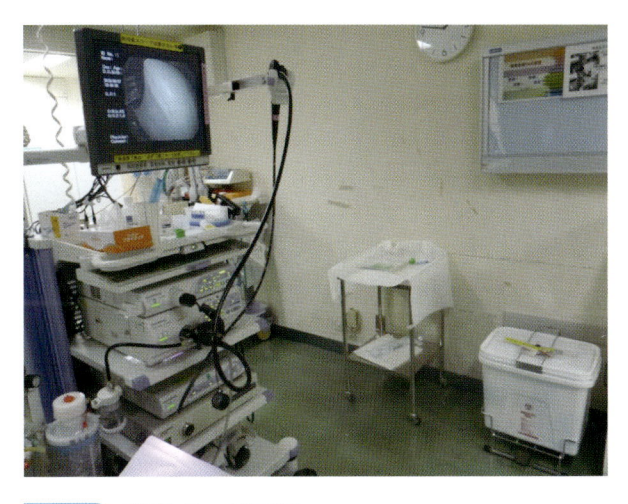

図4 検査ベッド周囲
環境整備および医療用廃棄物入れの設置は汚染の拡大防止に有用である．山梨大学医学部附属病院ではハンガーに掛ける内視鏡は使用前のもののみとしている．

D 内視鏡検査前の感染症チェック

　かつては少ない内視鏡で1日の検査を行うため，内視鏡検査前に肝炎ウイルスなど既知の感染症のチェックを行い，検査結果に基づいて内視鏡の消毒法や検査の順番を変えて，検査効率の維持と感染のリスクの軽減を図ったこともあった．現在では，検査ごとの洗浄と高水準消毒が求められている．したがって，適切な洗浄・高水準消毒が行われている限り，患者間の交差感染予防を目的とした事前の感染症チェックは必要ではない．一方で，医療従事者への感染予防の観点からは，出血や体液の飛散が予想される内視鏡治療などでは，外科手術に準じて事前に感染症をチェックし，その情報をスタッフで共有することは有用である．

E 消化器内視鏡の洗浄と消毒

　機器などに付着している微生物数をバイオバーデンという．洗浄とは，目にみえる汚れや異物および微生物などを除去することであり，適切に洗浄を行うことでバイオバーデンを10^{3-4}個減少させることができる．具体的には，洗浄室において鉗子・吸引チャンネル内のブラッシング，酵素洗剤への浸漬，流水洗浄，すすぎが行われる．一方，消毒とは，芽胞を除く，あらゆる増殖性微生物を殺滅することであり，滅菌とは芽胞を含む微生物をすべて殺滅することを指す．

　一般に，どの程度の清浄度が必要かは，医療機器の用途や使われる対象部位，素材の特性などによって決められる．清潔度レベルの目安としてSpauldingの分類が参考となり（表2）[12]，いたずらに清潔を求めるのではなく，感染のリスクにみあった必要十分な清浄度を得ることを目標とする．比較的抵抗性の高い結核菌などを含む微生物を殺滅する消毒が高水準消毒であり，消化器内視鏡の消毒に適している．現在，高水準消毒薬として，過酢酸，フタラール，グルタラールなどの液体の消毒薬が医療現場で用いられている（表3）．実際の消毒に際して

表2　Spauldingの分類

区分	対象	具体的な実例	対策
クリティカル	血液や組織に接触するもの	生検鉗子，局注針，スネア，ナイフ，把持鉗子など	滅菌（オートクレーブ，EOGなど）
セミクリティカル	健常粘膜・損傷皮膚（組織が露出しない）に接するもの	内視鏡スコープ，超音波プローブ，造影カニューラ，マウスピースなど	高水準消毒
ノンクリティカル	健常皮膚との接触に限られるもの	検査ベッド，吸引ボトル，タッチパネル，床など	中～低水準消毒，あるいは清掃

[Spaulding EH：Chemical disinfection of medical and surgical materials. Disinfection, sterilization and prevention. Lawrence CA et al (eds), Lee&Febiger, Philadelphia, pp517-531, 1968 より改変]

表3　内視鏡消毒に適した高水準消毒薬の特徴

消毒薬	消毒に要する時間	利点	欠点	備考
過酢酸	5分	● 殺菌力が強い ● カセット式のため，充填時の蒸気曝露がない	● 長時間浸漬で材質を傷めることがある	● 10分を超える浸漬を避ける
グルタラール	10分	● 材質を傷めにくい ● 比較的安価	● 刺激臭が強い	● 0.05ppm以下の環境で用いる（換気に特に留意する）
フタラール	10分	● 材質を傷めにくい ● 緩衝化剤の添加が不要	● 汚れ（有機物）と強固に結合する	● 内視鏡自動洗浄装置で用いるのが望ましい

（消化器内視鏡の洗浄・消毒マルチソサイエティガイドライン，第1版，2008）

は，これらの消毒薬の濃度が適正に保たれている必要があり，通常は，検査回数や消毒薬の濃度測定によって交換時期を決定している．また，高水準消毒が行われる部屋は，原則として蒸気暴露を予防するために適切な換気ができることが必要である．滅菌方法としてオートクレーブ，エチレンオキサイドガス，過酸化水素ガスプラズマ滅菌などがあり，耐熱性など消毒される内視鏡処置具の特性などに応じて選択されている．

　内視鏡検査の感染対策は，内視鏡スコープの洗浄，消毒だけで完結するわけではない．人為的な誤りも含めて感染事故を予防するために，各施設のマニュアルを確認し，スタッフ全体で知識や情報を共有することが大切である．

文献

1) 日本消化器内視鏡学会甲信越支部感染対策委員会：内視鏡消毒法ガイドライン．ENDOSC FORUM for digest dis 11：18-23, 1995
2) 日本消化器内視鏡技師会消毒委員会（編）：内視鏡の洗浄・消毒に関するガイドライン．日消内視鏡技会報 16：57-63, 1995
3) 日本消化器内視鏡学会消毒委員会：消化器内視鏡機器洗浄・消毒法ガイドライン．Gastroenterol Endosc 40：2022-2034, 1998
4) 日本消化器内視鏡学会ほか：消化器内視鏡の洗浄・消毒マルチソサイエティガイドライン，第1版，2008 http://www.jges.net/mebr/pdf/multisocietyguideline.pdf
5) Sartor RB：Microbial influences in inflammatory bowel diseases. Gastroenterology 134：577-594, 2008

6) 佐藤　公ほか：内視鏡後急性胃粘膜病変はHelicobacter pyloriの初感染か．ENDOSC FORUM digest dis **9**：7-11, 1993
7) Sugiyama T et al：Direct evidence by DNA fingerprinting that endoscopic cross-infection of *Helicobacter pylori* is a cause of postendoscopic acute gastritis.　J Clin Microbiol **38**：2381-2382, 2000
8) Kimmery MB et al：Transmission of infection by gastrointestinal endoscopy. Gastrointest Endosc **36**：855-858, 1993
9) 日本消化器内視鏡学会消毒委員会：消化器内視鏡検査とB型肝炎ウイルス（HBV）感染の関連について（第1報）．Gastroenterol Endosc **27**：2727-2733, 1985
10) 日本消化器内視鏡学会消毒委員会：消化器内視鏡検査とB型肝炎ウイルス（HBV）感染の関連について（第2報）．Gastroenterol Endosc **27**：2734-2738, 1985
11) Peters C et al：The occupational risk of *Helicobacter pylori* infection among gastroenterologists and their assistants. BMC Infect Dis **11**：154, 2011
12) Spaulding EH：Chemical disinfection of medical and surgical materials. Disinfection, sterilization and prevention. Lawrence CA et al（eds），Lee&Febiger, Philadelphia, pp517-531, 1968

IX

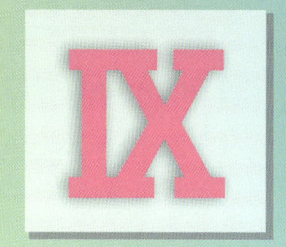

上部消化管内視鏡で用いる薬物の知識

A 前処置に必要な薬物[1]（図1）

1 pronase（プロナーゼMS）

胃内粘液の影響を軽減するため，検査15〜30分前にプロナーゼMS 2万単位を重曹1gとともに約50〜80mLの水に溶解し服用する．

2 scopolamine butylbromide（ブスコパン），timepidium（セスデン）

消化管が蠕動すると，観察・記録・処置が困難となるため，抗コリン作用を有する薬剤を鎮痙薬として検査前に注射することが多かったが，近年，経鼻内視鏡検査を中心に使用しない施設が増加している．緑内障，排尿障害，狭心症，不整脈など抗コリン薬禁忌症例では，glucagon注射を用いる場合がある．

3 naphazoline（プリビナ）

経鼻内視鏡検査時には，lidocaine製剤を使用する前に血管収縮を起こして鼻腔粘膜の局所麻酔薬の効果を持続させ，鼻腔粘膜の充血，腫脹を除去する目的に鼻腔内に点鼻することが多い．

4 lidocaine（キシロカイン）

キシロカインビスカスや4％キシロカイン溶液のうがい，キシロカインポンプスプレーの散布により咽頭を麻酔する．キシロカインアレルギーのある症例では，lidocaineを含まない潤滑剤を使用する．

B 鎮静薬と鎮痛薬[1]（表1，図1）

以前は鎮静薬を使用しない施設が多かったが，近年，欧米と同様に苦痛軽減のために鎮静薬を積極的に使用する施設が増えている．わが国ではdiazepam，midazolam（わが国ではセルシン以外は保険適用外）などが主流であったが，最近では，propofolを臨床研究として使用する施設もある（現在，保険収載を目指して臨床治験中である）．

表1 鎮静薬と鎮痛薬の種類

催眠鎮静薬	● ベンゾジアゼピン系薬：diazepam（セルシン，ホリゾン），midazolam（ドルミカム），flunitrazepam（サイレース，ロヒプノール） ● 抗ヒスタミン薬：hydroxyzine（アタラックスP）
麻薬性鎮痛薬	● pethidine（オピスタン） ● fentanyl（フェンタネスト）
拮抗性鎮痛薬	● pentazocine（ソセゴン）
静脈麻酔薬	● propofol（ディプリバン注）
拮抗薬	● flumazenil（アネキセート） ● naloxone（ナロキソン）

1 催眠鎮静薬

ベンゾジアゼピン系薬 [diazepam（セルシン，ホリゾン），midazolam（ドルミカム），flunitrazepam（サイレース，ロヒプノール）] や抗ヒスタミン薬 [hydroxyzine（アタラックスP）] などが用いられている．

a diazepam

① 薬理作用
ベンゾジアゼピン系薬の代表である．他のベンゾジアゼピン系薬と同様に，中枢神経系における抑制系神経伝達物質であるGABAの受容体を賦活することにより催眠作用，鎮静作用，抗不安作用，健忘作用，抗痙攣作用，筋弛緩作用を発揮する．

② 使用法
diazepamの効果とは，催眠量以下の量で患者の不安感をとることである．鎮痛効果はない．diazepam単独投与では，静注5～10mgが一般的に使用されている．

③ 注意点
- 副作用：徐脈，低血圧，呼吸抑制，運動失調，薬疹，血栓性静脈炎，口渇など．
- 一定の割合で**血管痛**がある．血栓性静脈炎を予防するために，なるべく太い静脈から緩徐に投与する．
- **持続時間（半減期35時間）が長いので，検査後に患者の回復状態の観察が必要である**．

b midazolam

① 薬理作用
他のベンゾジアゼピン系薬と同様に，中枢神経系における抑制系神経伝達物質であるGABAの受容体を賦活することによって催眠作用，鎮静作用，抗不安作用，健忘作用，抗痙攣作用，筋弛緩作用を発揮する．

② 使用法
血管痛もなく，速効性，作用持続時間（2～6時間）も短い．半減期はdiazepamの1/10である．0.03～0.08mg/kgをできるだけ緩徐に注入する．

③ 注意点
- 副作用：嘔気・嘔吐，一過性無呼吸，**舌根沈下による呼吸抑制**，血圧低下，心室性頻拍，アナフィラキシーショックなど．
- 過剰投与による過鎮静，傾眠，錯乱，昏睡が疑われた場合には，必要に応じて拮抗薬（flumazenil）の投与を考慮する．
- **運転など危険を伴う機械の操作に従事させないように注意する**．

c 抗ヒスタミン薬

hydroxyzine（アタラックスP）：抗アレルギー性緩和精神安定作用，催眠作用により検査前の患者の不安・緊張を軽減させる．特に5歳以下の小児に使用すると有用である．

2 麻薬性鎮静薬

麻薬性鎮静薬として，主にpethidine，fentanylが用いられている．以下はpethidineについて記す．

① 薬理作用
morphineと同様にオピオイド受容体作動薬で，中枢性鎮静作用を示し，その鎮痛効

果はmorphineの1/5～1/10である．morphineと比較して，本薬の尿閉・便秘発現作用などは弱く，呼吸抑制は軽度である．半減期は4時間である．

② 使用法

1回35～50 mgを皮下または筋注する．あるいは緩徐に静脈内に注射する．

③ 注意点
- 副作用：呼吸抑制，喘息発作の誘発，起立性低血圧，頻脈，眠気，めまい，ふらつき，便秘，排尿障害，胆道痙攣，嘔気・嘔吐など．
- 急速に注射した場合，呼吸抑制，血圧下降，循環障害，心停止などが現れることがある．
- 麻薬拮抗薬や呼吸の調節・補助設備のないところでは静脈内注射は行ってはいけない．

3 拮抗性鎮痛薬

pentazocineについて記す．

① 薬理作用

強力な鎮痛作用と弱いオピオイド拮抗作用を有する．pentazocineの鎮痛作用はmorphineのおよそ1/2～1/4の効力をもつ．

② 使用法

15 mgを静注する．追加投与は15 mgを静注で行う．

③ 注意点
- 副作用：呼吸抑制，血圧上昇，心拍数上昇，嘔気・嘔吐，尿閉，痙攣など．
- 呼吸機能障害のある患者には，注意深く低用量を投与する．
- 肝障害や腎障害には慎重に投与する．

4 propofol

① 薬理作用

導入が早く，覚醒の質もよく，再鎮静がない．midazolamと本剤とを比較した報告では，psychomotor 試験でmidazolamに比べてpropofolでは覚醒が早いとされる．**活動性の高い若年者や高齢者では，再鎮静がないので検査後の安全性が高い**[2, 3]．

② 使用法

投与量は，0.5～2.0 mg/kg静注で，少量では鎮静，大量では麻酔作用を生じる．midazolamに比べてpropofolは鎮静と麻酔の幅が狭い．半減期は2～4分である．

③ 注意点
- 副作用：呼吸抑制，循環抑制（除脈，低血圧），静注時の血管痛など．

5 拮抗薬

拮抗薬としては，flumazenil（アネキセート），naloxoneが用いられている．

a flumazenil

① 薬理作用

中枢性ベンゾジアゼピン受容体に競合的に結合し，ベンゾジアゼピン系薬に対して拮抗作用を示す特異的拮抗薬である．半減期は約50分，肝臓で速やかに代謝されるため

に効果持続時間は短い．
② 使用法
初回0.2 mgを用い，必要に応じて0.1 mg追加し，総投与量1.0 mgまで投与できる．
③ 注意点
- 副作用：臓器毒性，刺激性もなく安全性の高い薬である．
- flumazenilは代謝が速いために時間とともに受容体占拠率が低下し，アゴニストの作用が再び出現し，**再鎮静**が起こる．
- てんかんなどの治療薬としてベンゾジアゼピン系薬を服用している患者に用いると，**てんかん発作**が現れることがある．

b naloxone
① 薬理作用

合成麻薬拮抗薬である．morphine, pentazocineなどの拮抗性鎮痛薬による呼吸抑制に拮抗する．オピオイド受容体においてオピオイドの作用を競合的に拮抗することにより，これらの薬物に起因する呼吸抑制などの副作用を改善する．半減期は64分である．90分くらいの拮抗が認められる．

② 使用法

0.2 mg/回を用いる．効果が不十分であれば，2～3分間隔で0.2 mgを1～2回追加投与する．

③ 注意点
- 副作用：肺水腫，胸部苦悶感，血圧上昇，心室性頻脈，心室細動など．
- 高齢者で高血圧，心疾患のある患者では，本薬によってオピオイドなどによる抑制が急激に拮抗されると血圧上昇，頻脈などを起こすことがある．

C 観察時に使用する薬物[1]（図1）

1 dimethicone（ガスコン）

胃内の気泡除去のため，ガスコンドロップ内容液を水に溶解して散布する．

2 ℓ-menthol（ミンクリア）

消化管平滑筋のカルシウムチャンネルをブロックすることで胃蠕動運動を抑制する目的に検査中，胃幽門前庭部に散布する．

3 色素内視鏡検査に用いる薬物

内視鏡検査中に各種の色素剤を散布し，病変の認識・病変範囲の確定・深達度の評価をする方法である．

a インジゴカルミン

やや紫がかった青色に着色することのできる着色料で，病変部やヒダの集中に溜まることで表面の凹凸を明瞭にする現在最も使用されている代表的な色素剤である．**検査後に尿が青色に着色する**ことがあるので，その旨を患者に説明しておく必要がある．

IX 上部消化管内視鏡で用いる薬物の知識

咽頭麻酔
キシロカインビスカス
キシロカインポンプスプレー

胃内の気泡・粘液除去
ガスコン
プロナーゼMS

色素内視鏡
インジゴカルミン
ヨード（ルゴール）
トルイジンブルー
酢酸

鎮痙薬
ブスコパン
グルカゴン

鎮静薬・鎮痛薬
セルシン
ドルミカム
ディプリバン
オピスタン
ソセゴン

ミンクリア散布

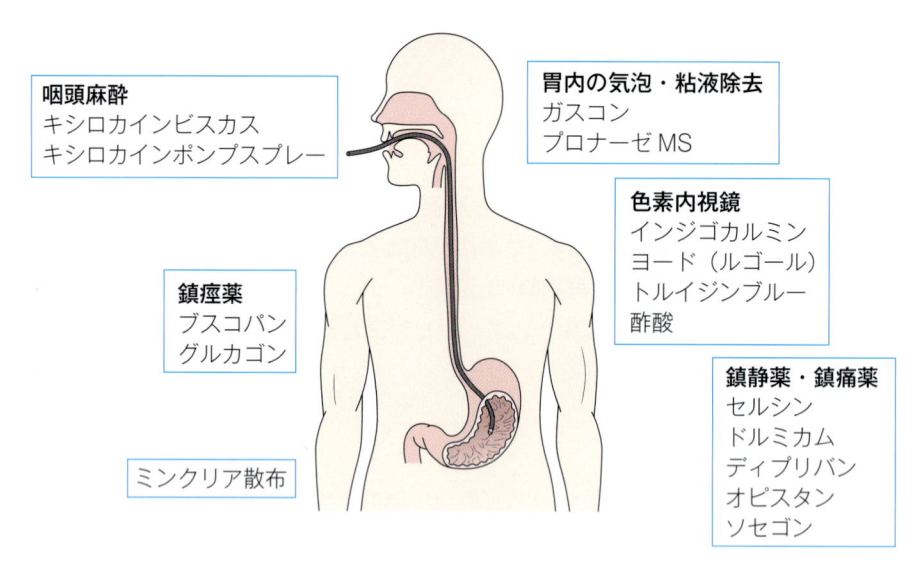

図1　上部消化管内視鏡で使用する薬物のまとめ

b ヨード（ルゴール）

通常は褐色調だが，正常食道上皮のグリコーゲンと反応して，黒褐色に変色し，癌部は変色しないでみえる．ただし，食道上皮に異常がある場合はグリコーゲンの量に変化が生じ，変色が弱くなったり（淡染），変色しなかったりする．

ヨードを散布する際に注意しなければならないことは，その強い刺激性のために，散布後に胸痛や胸が染みるなどの症状を訴えることが多い．ヨードを散布する際には必ずその旨を患者に伝える必要がある．

ルゴール散布後はthiosulfate（デトキソール）で，ヨードを洗い流すことにより患者の苦痛を軽減させることができる．

c トルイジンブルー

主に食道の病変に使用される色素剤．食道上皮が欠損した場合，そこに付着した壊死物質を青色に染色する．表面に付着した粘液も染めてしまうため，使用する際にはガスコン水などで十分に洗浄する必要がある．

早期食道がんの精密検査の際に，上記のヨードと併用することにより病変範囲の確定や深達度の情報量が増える．

d 酢　酸

酢酸散布により粘膜が白色化することを利用して鮮明な画像を得られる．
拡大内視鏡観察時に散布すると，粘膜模様を立体的に観察でき，通常観察では観察しにくい癌部の表面構造も描出できる（酢酸エンハンス拡大観察法）．

4 adrenaline（ボスミン）散布

生検後の止血を促進，確認するため，10〜500倍に希釈して生検部位に散布する．なお，各薬剤の詳細については添付文書を参考にしていただきたい．

文　献

1) 浦部昌夫ほか（編）：今日の治療薬2013―解説と便覧，南江堂，東京，2013
2) Horiuchi A et al：Safety and driving ability following low-dose propofol sedation. Digestion **78**：190-194, 2008
3) Horiuchi A et al：Propofol sedation for endoscopic procedures in patients 90 years of age and older. Digestion **78**：20-23, 2008

索引

欧文

adrenaline・・・・・・・・・・・・・・・・・・・・・・・・・・・・・ 146

Barrett腺癌・・・・・・・・・・・・・・・・・・・・・・・・・・・・ 84
Barrett食道・・・・・・・・・・・・・・・・・・・・・・・・・・・・ 119
Brunner腺過形成・・・・・・・・・・・・・・・・・・・107, 108

collagenous colitis・・・・・・・・・・・・・・・・・・・・・ 121
Crohn病・・・・・・・・・・・・・・・・・・・・・・・・・・・118, 122
　──に伴う食道潰瘍・・・・・・・・・・・・・・・・・・ 86

diazepam・・・・・・・・・・・・・・・・・・・・・・・・・・・・・ 143
dimethicone・・・・・・・・・・・・・・・・・・・・16, 24, 145

flumazenil・・・・・・・・・・・・・・・・・・・・・・・・・16, 144

glucagon・・・・・・・・・・・・・・・・・・・・・・16, 128, 142
glycogenic acanthosis・・・・・・・・・・・・・・・87, 118

Helicobacter pylori・・・・・・・・・・・・・・・・・・92, 119
hydroxyzine・・・・・・・・・・・・・・・・・・・・・・・・・・・ 143

Jターン・・・・・・・・・・・・・・・・・・・・・・・・・・・・・・・ 51
　高位──・・・・・・・・・・・・・・・・・・・・・・・・・・・ 44
　低位──・・・・・・・・・・・・・・・・・・・・・・・・・・・ 40

lidocaine・・・・・・・・・・・・・・・・・・・・16, 24, 127, 142
ℓ-menthol・・・・・・・・・・・・・・・・・・・・・・・・・・・・ 145

MALTリンパ腫・・・・・・・・・・・・・・・・・・・・・・97, 98
Menetrier病・・・・・・・・・・・・・・・・・・・・・・・・・・・ 98
midazolam・・・・・・・・・・・・・・・・・・・・・・・・・16, 143

naloxone・・・・・・・・・・・・・・・・・・・・・・・・・・・・・ 145
naphazoline・・・・・・・・・・・・・・・・・・・・・・・・24, 142
NBI(narrow band imaging)・・・・・・・・・・・36, 65

one finger法・・・・・・・・・・・・・・・・・・・・・・・・・・・ 16

pentazocine・・・・・・・・・・・・・・・・・・・・・・・・・・・ 144
pethidine・・・・・・・・・・・・・・・・・・・・・・・・・・・・・ 143
PPE(personal protective equipment)・・・・・・・ 136
pronase・・・・・・・・・・・・・・・・・・・・・・・・16, 24, 142
propofol・・・・・・・・・・・・・・・・・・・・・・・・・・・・・ 144

scopolamine butylbromide・・・・・・・・16, 128, 142
Spauldingの分類・・・・・・・・・・・・・・・・・・・・・・ 137
SSA/P(sessile serrated adenoma/polyp)・・・・・ 121
standard precaution・・・・・・・・・・・・・・・・・・・ 136

timepidium・・・・・・・・・・・・・・・・・・・・・・・・・・・ 142
TVモニタ装置・・・・・・・・・・・・・・・・・・・・・・・・・ 9
two finger法・・・・・・・・・・・・・・・・・・・・・・・・・・ 16

Uターン・・・・・・・・・・・・・・・・・・・・・・・・・・・・44, 52

Valsalva法・・・・・・・・・・・・・・・・・・・・・・・・・・・・ 20
Vater乳頭・・・・・・・・・・・・・・・・・・・・・・・・・・・・ 39
verrucous carcinoma・・・・・・・・・・・・・・・・・・・ 118
villous tumor・・・・・・・・・・・・・・・・・・・・・・・・・ 121

和文

あ

悪性黒色腫・・・・・・・・・・・・・・・・・・・・・・・・・・・・ 88
アミロイドーシス・・・・・・・・・・・・・・・・・・・・・ 105
アメーバ・・・・・・・・・・・・・・・・・・・・・・・・・・・・・ 121

い, え

胃悪性リンパ腫・・・・・・・・・・・・・・・・・・・・・・・・ 97
胃癌の三角・・・・・・・・・・・・・・・・・・・・・・・・・・・ 63
萎縮境界・・・・・・・・・・・・・・・・・・・・・・・・・・・・・ 46
異所性胃粘膜・・・・・・・・・・・・・・・・・・・87, 107, 108
胃底腺ポリープ・・・・・・・・・・・・・・・・・・・・90, 120
胃粘膜島・・・・・・・・・・・・・・・・・・・・・・・・・・・・・ 102
胃梅毒・・・・・・・・・・・・・・・・・・・・・・・・・・・・・・・ 96
胃病変・・・・・・・・・・・・・・・・・・・・・・・・・・・・・・・ 89
　──, 鑑別診断アルゴリズム・・・・・・・・・・・・・ 89

索引

胃蜂窩織炎⋯⋯⋯⋯⋯⋯⋯⋯⋯⋯⋯⋯ 98
イレウス⋯⋯⋯⋯⋯⋯⋯⋯⋯⋯⋯⋯⋯⋯ 2
インジゴカルミン⋯⋯⋯⋯⋯⋯ 70, 145
咽頭癌⋯⋯⋯⋯⋯⋯⋯⋯⋯⋯⋯⋯⋯⋯ 74
咽頭病変⋯⋯⋯⋯⋯⋯⋯⋯⋯⋯⋯⋯⋯ 74
インフォームド・コンセント⋯⋯⋯⋯ 3

遠望観察⋯⋯⋯⋯⋯⋯⋯⋯⋯⋯⋯⋯⋯ 70

か

開口障害⋯⋯⋯⋯⋯⋯⋯⋯⋯⋯⋯⋯⋯ 2
潰瘍性大腸炎⋯⋯⋯⋯⋯⋯⋯⋯⋯⋯ 121
顎関節脱臼⋯⋯⋯⋯⋯⋯⋯⋯⋯⋯⋯ 131
過形成性ポリープ⋯⋯⋯⋯⋯⋯ 120, 121
顆粒細胞腫⋯⋯⋯⋯⋯⋯⋯⋯⋯⋯⋯ 82
カルチノイド腫瘍⋯⋯⋯⋯⋯⋯⋯⋯ 108
陥凹性病変⋯⋯⋯⋯⋯⋯⋯⋯⋯⋯⋯ 94
鉗子起上装置⋯⋯⋯⋯⋯⋯⋯⋯⋯⋯ 13
カンジダ⋯⋯⋯⋯⋯⋯⋯⋯⋯⋯⋯⋯ 117
鉗子チャンネル⋯⋯⋯⋯⋯⋯⋯⋯⋯ 11
感染⋯⋯⋯⋯⋯⋯⋯⋯⋯⋯⋯⋯⋯⋯ 134
　消化器内視鏡を介した――⋯⋯⋯ 134
　内視鏡医療に伴う医療従事者への――⋯ 135
　内視鏡を介した患者への――⋯⋯ 135
感染症チェック⋯⋯⋯⋯⋯⋯⋯⋯⋯ 137
感染制御⋯⋯⋯⋯⋯⋯⋯⋯⋯⋯⋯⋯ 136
感染対策⋯⋯⋯⋯⋯⋯⋯⋯⋯⋯⋯⋯ 136

き

逆流性食道炎⋯⋯⋯⋯⋯⋯⋯⋯⋯⋯ 85
吸引チャンネル⋯⋯⋯⋯⋯⋯⋯⋯⋯ 11
急性潰瘍⋯⋯⋯⋯⋯⋯⋯⋯⋯⋯⋯⋯ 96
局所麻酔薬⋯⋯⋯⋯⋯⋯⋯⋯⋯⋯⋯ 127
虚血性腸炎⋯⋯⋯⋯⋯⋯⋯⋯⋯⋯⋯ 122
近接観察⋯⋯⋯⋯⋯⋯⋯⋯⋯⋯⋯⋯ 70

く

空気塞栓症⋯⋯⋯⋯⋯⋯⋯⋯⋯⋯⋯ 131
偶発症⋯⋯⋯⋯⋯⋯⋯⋯⋯⋯ 3, 22, 126
　前処置関連――⋯⋯⋯⋯⋯⋯⋯⋯ 127

け

経口内視鏡検査⋯⋯⋯⋯⋯⋯⋯⋯⋯ 16
頸椎前十字靱帯骨化症⋯⋯⋯⋯⋯⋯ 76
頸椎椎間板前方ヘルニア⋯⋯⋯⋯⋯ 21
経鼻内視鏡検査⋯⋯⋯⋯⋯⋯⋯⋯⋯ 23
血管拡張症⋯⋯⋯⋯⋯⋯⋯⋯⋯⋯⋯ 76
血管腫⋯⋯⋯⋯⋯⋯⋯⋯⋯⋯⋯⋯⋯ 82
血管透見像⋯⋯⋯⋯⋯⋯⋯⋯⋯⋯⋯ 65

こ

口蓋垂⋯⋯⋯⋯⋯⋯⋯⋯⋯⋯⋯⋯⋯ 18
口蓋放線⋯⋯⋯⋯⋯⋯⋯⋯⋯⋯⋯⋯ 18
抗血小板薬⋯⋯⋯⋯⋯⋯⋯⋯⋯⋯⋯ 129
抗血栓薬⋯⋯⋯⋯⋯⋯⋯⋯⋯⋯⋯⋯ 129
好酸球性胃腸炎⋯⋯⋯⋯⋯⋯⋯⋯⋯ 98
好酸球性食道炎⋯⋯⋯⋯⋯⋯⋯⋯⋯ 117
高水準消毒薬⋯⋯⋯⋯⋯⋯⋯⋯⋯⋯ 137
喉頭（蓋）囊胞⋯⋯⋯⋯⋯⋯⋯⋯⋯ 78
喉頭蓋⋯⋯⋯⋯⋯⋯⋯⋯⋯⋯⋯⋯⋯ 18
喉頭癌⋯⋯⋯⋯⋯⋯⋯⋯⋯⋯⋯⋯⋯ 74
喉頭病変⋯⋯⋯⋯⋯⋯⋯⋯⋯⋯⋯⋯ 74
個人用防護具⋯⋯⋯⋯⋯⋯⋯⋯⋯⋯ 136

さ

細径スコープ⋯⋯⋯⋯⋯⋯⋯⋯⋯⋯ 66
サイトメガロウイルス⋯⋯⋯⋯⋯⋯ 117
酢酸⋯⋯⋯⋯⋯⋯⋯⋯⋯⋯⋯⋯⋯⋯ 146
蚕食像⋯⋯⋯⋯⋯⋯⋯⋯⋯⋯⋯⋯⋯ 94
散布性白点⋯⋯⋯⋯⋯⋯⋯⋯⋯⋯⋯ 103

し

自己決定権⋯⋯⋯⋯⋯⋯⋯⋯⋯⋯⋯ 3
斜視型スコープ⋯⋯⋯⋯⋯⋯⋯⋯⋯ 12
十二指腸炎⋯⋯⋯⋯⋯⋯⋯⋯⋯⋯⋯ 104
十二指腸潰瘍⋯⋯⋯⋯⋯⋯⋯⋯⋯⋯ 109
十二指腸スコープ⋯⋯⋯⋯⋯⋯⋯⋯ 13
十二指腸乳頭⋯⋯⋯⋯⋯⋯⋯⋯⋯⋯ 67
十二指腸病変⋯⋯⋯⋯⋯⋯⋯⋯⋯⋯ 101
皺襞集中⋯⋯⋯⋯⋯⋯⋯⋯⋯⋯⋯⋯ 94
絨毛形態⋯⋯⋯⋯⋯⋯⋯⋯⋯⋯⋯⋯ 101
絨毛の白色化⋯⋯⋯⋯⋯⋯⋯⋯⋯⋯ 106
出血⋯⋯⋯⋯⋯⋯⋯⋯⋯⋯⋯⋯ 22, 128
出血性ショック⋯⋯⋯⋯⋯⋯⋯⋯⋯ 2
消化管穿孔⋯⋯⋯⋯⋯⋯⋯⋯⋯⋯⋯ 2
消化性潰瘍⋯⋯⋯⋯⋯⋯⋯⋯⋯⋯⋯ 96
上十二指腸角⋯⋯⋯⋯⋯⋯⋯⋯⋯⋯ 39
消毒⋯⋯⋯⋯⋯⋯⋯⋯⋯⋯⋯⋯⋯⋯ 137
上皮性隆起性病変⋯⋯⋯⋯⋯⋯⋯⋯ 90
上皮内腫瘍⋯⋯⋯⋯⋯⋯⋯⋯⋯⋯⋯ 118
上部消化管内視鏡検査
　――，禁忌⋯⋯⋯⋯⋯⋯⋯⋯⋯⋯ 2
　――，適応⋯⋯⋯⋯⋯⋯⋯⋯⋯⋯ 2
　――，目的⋯⋯⋯⋯⋯⋯⋯⋯⋯⋯ 2
触知テスト⋯⋯⋯⋯⋯⋯⋯⋯⋯⋯⋯ 107
食道入口部⋯⋯⋯⋯⋯⋯⋯⋯⋯ 18, 29
食道癌⋯⋯⋯⋯⋯⋯⋯⋯⋯⋯ 79, 83, 86
食道病変⋯⋯⋯⋯⋯⋯⋯⋯⋯⋯⋯⋯ 79
自律神経活動の変動⋯⋯⋯⋯⋯⋯⋯ 131

痔瘻癌・・・・・・・・・・・・・・・・・・・・・・・・・・・・・・・・・・ 121
神経鞘腫・・・・・・・・・・・・・・・・・・・・・・・・・・・・・・・・・・ 82
進行胃癌・・・・・・・・・・・・・・・・・・・・・・・・・・・・・・・・・・ 97

す

スコープの種類・・・・・・・・・・・・・・・・・・・・・・・・・ 12
スティック法・・・・・・・・・・・・・・・・・・・・・・・・・・・・ 24

せ

生検・・・・・・・・・・・・・・・・・・・・・・・・・・・・・・・・・・・・・ 112
生検鉗子・・・・・・・・・・・・・・・・・・・・・・・・・・・・・・・・ 113
生検 Group 分類・・・・・・・・・・・・・・・・・・・・・・・ 120
青色陥凹・・・・・・・・・・・・・・・・・・・・・・・・・・・・・・・・ 102
声帯白板症・・・・・・・・・・・・・・・・・・・・・・・・・・・・・・ 77
声帯ポリープ・・・・・・・・・・・・・・・・・・・・・・・・・・・・ 78
声門癌・・・・・・・・・・・・・・・・・・・・・・・・・・・・・・・・・・ 74
声門上癌・・・・・・・・・・・・・・・・・・・・・・・・・・・・・・・・ 74
説明同意書・・・・・・・・・・・・・・・・・・・・・・・・・・・ 3, 126
腺窩上皮型過形成性ポリープ・・・・・・・・・・・ 90
腺癌・・・・・・・・・・・・・・・・・・・・・・・・・・・・・・ 80, 120
穿孔・・・・・・・・・・・・・・・・・・・・・・・・・・・・・・・ 22, 130
腺腫・・・・・・・・・・・・・・・・・・・・・・・・・・・・・・・・・・・ 109
前縦靱帯骨化症・・・・・・・・・・・・・・・・・・・・・・・・ 21
洗浄・・・・・・・・・・・・・・・・・・・・・・・・・・・・・・・・・・・ 137
前処置・・・・・・・・・・・・・・・・・・・・・・・・・・・・・・・・・ 142
蠕動運動・・・・・・・・・・・・・・・・・・・・・・・・・・・・・・・ 65
前方視型スコープ・・・・・・・・・・・・・・・・・・・・・・ 12

そ

送気・送水チャンネル・・・・・・・・・・・・・・・・・・ 11
早期胃癌・・・・・・・・・・・・・・・・・・・・・・・・・・・・・・・ 97
早期胃癌類似型胃 MALT リンパ腫・・・・・・ 97
送気量・・・・・・・・・・・・・・・・・・・・・・・・・・・・・・・・・・ 32
挿入困難例・・・・・・・・・・・・・・・・・・・・・・・・・・・・・ 21
総鼻道・・・・・・・・・・・・・・・・・・・・・・・・・・・・・・・・・・ 28
側視型スコープ・・・・・・・・・・・・・・・・・・・・・・・・ 12
狙撃生検・・・・・・・・・・・・・・・・・・・・・・・・・・・・・・ 113

た, ち

唾液腺腫脹・・・・・・・・・・・・・・・・・・・・・・・・・・・・ 131
中咽頭・・・・・・・・・・・・・・・・・・・・・・・・・・・・・ 18, 29
中断像・・・・・・・・・・・・・・・・・・・・・・・・・・・・・・・・・・ 94
超音波内視鏡・・・・・・・・・・・・・・・・・・・・・・・・・・ 94
鎮静薬・・・・・・・・・・・・・・・・・・・・・・・・・・・・・・・・・ 128
鎮痙薬・・・・・・・・・・・・・・・・・・・・・・・・・・・・・・・・・ 127

と

糖原過形成・・・・・・・・・・・・・・・・・・・・・・・・・・・・・ 87
透明キャップ・・・・・・・・・・・・・・・・・・・・・・・・・ 114

特殊型食道癌・・・・・・・・・・・・・・・・・・・・・・・・・ 118
トルイジンブルー・・・・・・・・・・・・・・・・・・・・・ 146

に

乳癌の胃転移・・・・・・・・・・・・・・・・・・・・・・・・・・ 98
乳頭腫・・・・・・・・・・・・・・・・・・・・・・・・ 76, 81, 118
乳頭部病変・・・・・・・・・・・・・・・・・・・・・・・・・・・ 110

ね

粘液癌・・・・・・・・・・・・・・・・・・・・・・・・・・・・・・・・・ 121
粘膜下腫瘍病変・・・・・・・・・・・・・・・・・・・・ 90, 92
粘膜脱症候群・・・・・・・・・・・・・・・・・・・・・・・・・ 121

は

白色絨毛・・・・・・・・・・・・・・・・・・・・・・・・・・・・・・ 103
抜去困難例・・・・・・・・・・・・・・・・・・・・・・・・・・・・・ 30
反発力・・・・・・・・・・・・・・・・・・・・・・・・・・・・・・・・・・ 66

ひ

肥厚性胃炎・・・・・・・・・・・・・・・・・・・・・・・・・・・・・ 98
鼻茸・・・・・・・・・・・・・・・・・・・・・・・・・・・・・・・・・・・・ 64
鼻出血・・・・・・・・・・・・・・・・・・・・・・・・・・・・・・・・・・ 29
鼻前庭・・・・・・・・・・・・・・・・・・・・・・・・・・・・・・・・・・ 28
左梨状陥凹・・・・・・・・・・・・・・・・・・・・・・・・・・・・・ 18
ビデオスコープ・・・・・・・・・・・・・・・・・・・・・・・・・ 8
ビデオプロセッサ装置・・・・・・・・・・・・・・・・・・ 8
びまん浸潤型悪性リンパ腫・・・・・・・・・・・・・ 98
びまん浸潤型胃癌・・・・・・・・・・・・・・・・・・・・・ 98
標準予防策・・・・・・・・・・・・・・・・・・・・・・・・・・・ 136
表層型胃悪性リンパ腫・・・・・・・・・・・・・・・・・ 97
病理依頼書・・・・・・・・・・・・・・・・・・・・・・・・・・・ 116

ふ

ファイリングシステム・・・・・・・・・・・・・・・・・ 32
腹部膨満感・・・・・・・・・・・・・・・・・・・・・・・・・・・・・ 30
腐食性食道炎・・・・・・・・・・・・・・・・・・・・・・・・・・ 85

へ

平滑筋腫・・・・・・・・・・・・・・・・・・・・・・・・・・・・・・・ 81
ヘルペスウイルス・・・・・・・・・・・・・・・・・・・・ 117
扁平上皮癌・・・・・・・・・・・・・・・・・・・・・・・・・・・・・ 79

ま行

慢性肉芽腫・・・・・・・・・・・・・・・・・・・・・・・・・・・・・ 64
慢性副鼻腔炎・・・・・・・・・・・・・・・・・・・・・・・・・・ 23
未分化型癌・・・・・・・・・・・・・・・・・・・・・・・・・・・・・ 46
ミントオイル・・・・・・・・・・・・・・・・・・・・・ 16, 128
メラノーシス・・・・・・・・・・・・・・・・・・・・・・・・・・ 88

索引

や行

疣状癌·································· *118*

ヨード································· *146*

ら行

ランドマーク··························· *32*

梨状窩穿孔····························· *19*

梨状陥凹癌····························· *74*

リンパ管拡張症······················· *108*

リンパ小節···························· *102*

リンパ濾胞························ *75, 102*

ルーチン撮影法························ *32*

裂創·································· *130*

この1冊ではじめる 上部消化管内視鏡マニュアル 〜研修医・初心者のために〜

2013 年 5 月 25 日 第 1 刷発行	編集者 赤松泰次
2023 年 5 月 30 日 第 5 刷発行	発行者 小立健太
	発行所 株式会社 南江堂

〒113-8410 東京都文京区本郷三丁目42番6号
☎(出版)03-3811-7236 (営業)03-3811-7239
ホームページ https://www.nankodo.co.jp/
印刷・製本 公和図書
組版 今津雅紀／装丁 土屋みづほ

Resident Manual of Esophagogastroduodenoscopy
© Nankodo Co., Ltd., 2013

定価は表紙に表示してあります．
落丁・乱丁の場合はお取り替えいたします．
ご意見・お問い合わせはホームページまでお寄せください．

Printed and Bound in Japan
ISBN978-4-524-26908-2

本書の無断複製を禁じます．
[JCOPY]〈出版者著作権管理機構 委託出版物〉
本書の無断複製は，著作権法上での例外を除き禁じられています．複製される場合は，そのつど事前に，出版者著作権管理機構（TEL 03-5244-5088, FAX 03-5244-5089, e-mail: info@jcopy.or.jp）の許諾を得てください．

本書の複製（複写，スキャン，デジタルデータ化等）を無許諾で行う行為は，著作権法上での限られた例外（「私的使用のための複製」等）を除き禁じられています．大学，病院，企業等の内部において，業務上使用する目的で上記の行為を行うことは私的使用には該当せず違法です．また私的使用であっても，代行業者等の第三者に依頼して上記の行為を行うことは違法です．

南江堂 好評関連書籍のご案内

新訂NBI内視鏡アトラス

編集 武藤 学／八尾建史／佐野 寧

A5判・316頁　2023.6.
ISBN978-4-524-24183-5
定価 **7,480** 円（本体6,800円＋税10%）

NBI（narrow band imaging）内視鏡診断における貴重な写真を満載したアトラスの新訂版．持ち歩いていつでも参照できるハンディサイズながら，通常光，拡大内視鏡，病理像も盛り込み，咽頭・喉頭〜大腸・直腸を一冊で網羅．新訂版では経鼻の画像や超拡大内視鏡のアトラスも追加．NBIの開発時から先駆的に取り組んできた編者らによる，消化器内科医，内視鏡医，内視鏡診療に携わる実地医家必携の一冊．

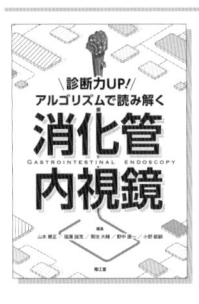

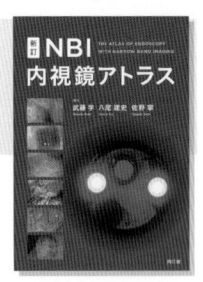

患者背景とサイトカインプロファイルから導く IBD治療薬処方の最適解

著 杉本 健

A5判・224頁　2023.6.
ISBN978-4-524-20338-3
定価 **4,950** 円（本体4,500円＋税10%）

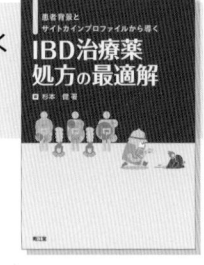

多様な選択肢がある炎症性腸疾患（IBD）の治療薬について，重症度だけでなく病態（サイトカインプロファイル）の類推と，患者背景の2点に着目するという著者独自の観点から患者ごとの"IBD治療薬の最適解"の考え方を提供．診断や重症度分類などの基本的知識から，薬剤選択の考え方，各薬剤の特徴，IBD治療がなぜ難しいのかを解説し，"皆が知りたいが誰にもわからない"IBD治療薬の使い分けに対する疑問に答える．消化器内科医はもちろんIBD診療に携わるプライマリ・ケア医にも必携の一冊．

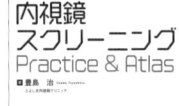

診断力UP！アルゴリズムで読み解く 消化管内視鏡

編集 山本頼正／福澤誠克／菊池大輔／野中康一／小野敏嗣

B5判・296頁　2021.11.
ISBN978-4-524-24899-5
定価 **7,150** 円（本体6,500円＋税10%）

消化管疾患の検査・診断に必須なモダリティである消化管内視鏡を用いた，存在診断・質的診断・範囲診断を確実に行うためのトレーニングを紙上で再現．内視鏡医が白色光下における肉眼的所見を手掛かりに診断を行う過程をアルゴリズムにして提示．所見ごとの代表的な疾患を取り上げ，鑑別に必要な知識を整理した．これから内視鏡検査・診断に携わろうとしている研修医や専修医の診断能力を高めるのに最適な一冊．

内視鏡スクリーニング Practice & Atlas

著 豊島 治

B5判・172頁　2021.3.
ISBN978-4-524-24995-4
定価 **5,500** 円（本体5,000円＋税10%）

地域医療を担うクリニックの医師が著した内視鏡マニュアル書．上部消化管では胃炎診断から癌のリスク評価までモダリティごとに特徴と留意点を整理．下部消化管ではadenoma detection rateを高めるために著者が実践しているTCSのポイントを解説．セデーションのノウハウや院内動線の工夫など，4万件の検査実績をもとに診療上で役立つ知識を余すところなく盛り込んだ．美麗な内視鏡所見も満載．

IBDの総合鑑別力 病態理解と内視鏡診断

著 大川清孝

B5判・240頁　2020.12.
ISBN978-4-524-22538-5
定価 **9,020** 円（本体8,200円＋税10%）

潰瘍性大腸炎，クローン病のみならず，感染性や薬剤性などの"広義のIBD"を含め，多岐にわたるIBDの病態生理から画像所見，診療の要点までを網羅．病態を理解したうえで内視鏡所見を読み解く「総合鑑別力」のノウハウを解く．長年にわたりIBD診療に携わってきた著者が有す豊富な症例，蓄積された知識と経験に裏打ちされた説得力のある一冊．フルカラーで美麗な内視鏡像も満載．2020年版ガイドラインにも対応．

消化器疾患最新の治療 2023-2024

編集 山本博徳／瀬戸泰之／吉治仁志

B5判・472頁　2022.12.
ISBN978-4-524-23367-0
定価 **11,000** 円（本体10,000円＋税10%）

2年ごとの改訂で，年々進歩する消化器疾患における治療指針と最新の情報を簡潔に提供．巻頭トピックスでは，「消化器疾患におけるビッグデータ活用（内科，外科）」や，「消化器疾患における遠隔診療の展望」，「肝癌治療の最新ガイドライン」など，話題の9テーマを取り上げる．各論では各疾患の主要な治療法はもちろん，「患者への説明のポイント」や「最新の動向」，治療における豆知識や禁忌などのコラムを豊富に掲載．